順天堂大学医学部教授
小林弘幸

心と体が乱れたときは「おてんとうさま」を仰ぎなさい

人生が大きく変わる自律神経のルール

草思社

はじめに

おてんとうさまは全部お見通し。人のよい行いも悪い行いも、ちゃんと見てくれている――。

子どもの頃を思い出してください。

誰も見ていないときに、こっそりつまみ食いをしたり、つまらないいたずらをしたりすると、後で発覚したときに「おてんとうさまは悪い子をちゃんと見ているんだよ」などと親から叱られませんでしたか。〝誰も見ていないからいいや〟と思ってやったことでも、おてんとうさまはすべてお見通しというわけですね。

一方、よい行いをしたときはどうでしょう。たとえば、誰からも見られていなくても道端のゴミを拾うようなよい行動をしたとき、その後、自分にとって素晴らしい出来事が起きたという経験をしたことはありませんか。そういう際、子ども心に「やっぱり、よいことをしていると、よいことが起こるんだ……おてんとうさまは自分のことをちゃんと見てくれているんだな」と、そんなふうに感じた人もいるかもしれません。

もちろん、よい行いをしていれば、よいことが起こるとは限りませんし、悪い行いをすると、悪いことが起こるとも限りません。普段からよい行いをしていても不遇な目に遭うことだってあるし、陰でコツコツ努力をしていても報われないことだってある。長年、人生を重ねて生きてきた私たちは、経験的にそうしたことを知っています。

しかし――。

確実に「起こる変化」がひとつだけあります。

日々、誰も見ていないところでよい行いをしていると、私たちの心と体は素晴らしく整った状態になるのです。

よいことをすると気分がいいのはもちろんですが、心に余裕ができて精神的に落ち着きが生まれます。それに、呼吸がゆったりと整い、全身の臓器に血流がよく巡るようになって、身体機能的にも調子が上向きになっていきます。そして、これ以上ないというくらいの見事さで自律神経が整うのです。

自律神経は、私たち人間の生命活動の根幹を支えている大変重要なシステムです。くわしくは後ほど説明しますが、健康になるか病気になるかも、夜眠れるか眠れないかも、何かを無事成功させられるか焦ってミスをしてしまうかも、すべてカギを握っているのは自律神経。人の活動の好不調は自律神経が整っているか乱れているかで大きく左右されると言っていいでしょう。

つまり、誰も見ていないところでよい行いをするような行動を普段からしていると、自律神経が完璧に整って、日常のさまざまなシーンで「好調な自分」をキープできるようになるのです。

私は長年自律神経を研究してきましたが、これこそ「自律神経を整える最高の方法」と言っていいのではないでしょうか。

「陰徳を積む行い」が自律神経バランスを整える

自律神経はほんのちょっとしたことで乱れます。

たとえば、部屋のドアを開けて、あたり一面散らかり放題の光景が目に入れば、そのとたん自律神経が乱れてピリピリした気分になりますし、電車の中でちょっと他人の肩が当たっただけでも自律神経が乱れてイラッとした気持ちになります。たぶん、「それくらいのストレスは日常茶飯事だ」と言う人も多いと思いますが、そういう「ピリピリ」や「イライラ」のたび、自律神経はどんどん乱れていると思ったほうがいいのです。

では、考えてみてください。

みなさんは〝誰にも分からないことだし、ちょっとくらいいいや〟という感覚でズルいことや間違ったことをしてしまうことはないでしょうか。例を挙げれば、分別して捨てなきゃいけないゴミを「燃えるゴミ」に入れてしまったり、誰かと話していてどうでもいいような小さなウソをついてしまったり、電車内で自分の前にお年寄りが立ったのが分かっていながら「寝たふり」をしてしまったり……。誰にでも多少は心当たりがあると思いますが、じつは、そういうときにも自律神経は乱れているものなのです。

なぜなら、こういった小さな間違った行為をするたびに〝これをやったら悪いかなあ〟〝これは良心に反する行動かもしれないなあ〟といった「些細な後ろめたさ」を感じているから。こういう「後ろめたさ」を伴う行動は、日々積み重なってくるとけっこうバカにならない乱れにつながっていくものなのです。こうした乱れが積み重なった結果、自律神経バランスが大きく悪化へ傾いてしまうと、体調を崩したり、病気になったり、心を病んだりといったことにもつながりかねません。

これに対し、誰も見ていなくても、よい行いをした場合はどうでしょう。たとえば、駅や会社の洗面所などで、水で濡れたところを次に使う人のためにちょっと拭いたり、駅前の自転車置き場で倒れている自転車を起こしたり、朝早く出勤したときに、みんなの机を拭いておいたり……。昔は、こういった陰で行う善行を「陰徳を積む」と言ったものですが、こうした「ちょっとした陰徳」を積み重ねていると、その都度〝自分はちゃんと正しいことをやっている〟という前向きな感情が生まれ、日々乱れがちな自律神経バランスがしっかりと整ってくるようになるのです。

そこで、いま一度、「おてんとうさま」について考えてみましょう。

「おてんとうさまはちゃんと自分の行動を見ているから」という思いで、日々陰徳を積むようにしていけば、私たちは自律神経をしっかり整え、心と体のコンディションをしっかり整えて、これからの人生で後悔のない日々を生きていくことができるのではないでしょうか。

「おてんとうさまが見ているからちゃんとやりなさい」なんて、まるで幼稚園児に対するしつけのようですが、私はこれこそ「自律神経を乱れさせがちな現代人が大切にすべき考え方」だと思っています。むしろ、ストレスフルな時代に生きる私たちが自分らしい充実した生き方を取り戻す術として、一番に身につけておかなくてはならない考え方だと思うのです。

本書ではこれから、おてんとうさまに自分の行動を照らし合わせながら日々生きていくことが私たちに大変大きなメリットをもたらすことにつながるということを、さまざまな角度から述べていこうと思います。

「おてんとうさまが見ている」と思って行動をすることは、自律神経をコントロールして心身の健康を守っていくという点で見れば医学的にも正しいこと。そしてそれは、日本の老若男女、すべての人に実践してほしい「人生に幸いを呼び込む、究極のコントロールメソッド」なのです。

「新型コロナウイルス」で乱れまくった自律神経を改めて立て直す

みなさんは、いまの自分が置かれた状況を振り返ってみて「よい流れ」にあると思いますか？　それとも、「悪い流れ」になっていると思いますか？

自律神経はいったん大きく乱れて悪い流れにハマッてしまうと、なかなか元に戻らないという特徴があります。

たとえば、仕事中、イライラのあまり部下を怒鳴りつけてしまったようなとき、怒り、イライラ、後悔の念といったマイナス感情はなかなか消えてくれません。感情の昂《たかぶ》りや神経のピリつきは帰宅しても収まらず、そんな晩は眠れないことも多くなります。このように、自律神経はひとたび大きく乱れてしまうと、回復するのに相当な時間がかかるのです。

そこで、みなさんに改めて思い起こしてほしいのが「コロナ禍の影響」です。私たちは新型コロナウイルスの感染拡大によるストレスフルな時期を3年以上も過ごしました。「いまはもうすっかりコロナ禍前の日常に戻っているじゃないか」と言う人もいるかもしれませんが、その一方、いまだに後遺症に悩まされている人や、原因のはっきりしない体調不良や不定愁訴に悩まされ続けている人も少なくありません。コロナ禍以来、なんとなくイライラしたりカリカリしたりしている人が目立ってきたという気もします。すなわち、コロナ禍により私たちの自律神経はかなりの大ダメージを受けていて、そのダメージからまだ立ち直ることができずにいる人もけっこう大勢いるのです。

長いコロナ禍の期間中、私たちは尋常ではないストレスにさらされてきました。会いたい人に会えなかったり、行きたいところにも行けなかったり、お店を閉めざるを得なかったり、仕事や生活に不都合を感じたり、自分にとって大切な人を喪ったり……。この期間中、自律神経は乱れ放題に乱れまくり、収拾がつかないほどにバランスを崩してしまったと言っていいでしょう。そして、先ほど述べたように、大きくバランスを崩した自律神経は、回復させるのが難しい。一見なんでもないように見えても、心や体の深部には「見えないダメージ」がへばりつくように残っているものです。中には、自分の中に癒えないダメージが残っていることに気づかないまま、不調を抱えながらだましだまし生活している人も少なくありません。

私が思うに、意識して自律神経を立て直していこうとしない限り、約3年のコロナ禍で崩壊した自律神経が自然に元の状態に戻るには、3年から6年くらいの歳月が必要なのではないでしょうか。

では、このようにコロナ禍によって甚大な被害を被った自律神経を再び健全に働くように立て直していくには、私たちはどのような方法を取ればよいのでしょうか。

私は、それには「おてんとうさまに恥じない生き方」をするのが一番いいと考えています。

つまり、「誰も見ていなくても日々小さな善行を積み重ねるような生き方」「日々おてんとうさまに対して胸を張れるような生き方」をして、1日1日少しずつ自律神経を立て直していく――。それが、最も効率がいいし、もっとも効果が高いと考えているのです。

善行を積むのは、どんな小さなことでも構いません。「ちゃんとあいさつをする」「ていねいにお礼を言う」「床に落ちているゴミを拾う」「脱ぎっぱなしの靴をそろえておく」――その程度のことでも十分だと思います。一見どうでもいいことのように思えますが、どうでもいいような身近な小さなことができていないのがいまの世の中です。

逆に、そういう「どうでもいいところから自分を立て直そう」というつもりで日々コツコツと善行を積んだり陰徳を積んだりしていけば、「自律神経修復効果」も日々積み重なっていきます。そうすれば、心身の奥深くに巣食ったダメージもいずれ癒えていくはずです。

そしてそうすれば、これまでの悪い流れから抜け出して、日々の人生をよりよい流れへと戻していくことができるでしょう。私は、そういう方法を取るのが、コロナ禍で乱れまくった自律神経を元に戻し、不調の自分を立て直していく一番の近道だと思うのです。

「おてんとうさま」は乱れないための「基本」

いま、世の中はどんどん変わっています。ＡＩがなんでもしてくれるようになったり、物事の価値が大きく変わったり、以前は当たり前だったやり方が通用しなくなってきたり、ほんのちょっとした軽口がハラスメントと受け取られるようになったり……。あまりにせわしない周りの変化に「ついていけない感じ」を持っている人も多いのではないでしょうか。

しかし、どんなに世の中がせわしく移り変わっても、決して変わらないものがひとつ。おてんとうさまは変わりません。太陽は人類誕生のはるか以前46億〜45億年前から毎日変わらず天空に輝いて、いまなお私たちを照らし続けてくれています。

おてんとうさまは私たちに毎日を生きる力をもたらしてくれます。朝、陽の光を浴びれば、体内時計がリセットされて心身のリズムが整えられますし、セロトニンなどのホルモンが分泌されて、「さあ、今日もがんばろう」というモードに心身をリセットしてくれます。また、おてんとうさまの光を浴びて植物はすくすくと育ち、動物はその植物を食べ、私たち人間はその植物や動物を食べて日々を生きています。そうやって私たち人間は、はるか昔からおてんとうさまに支えられて生きてきたのです。

私は、日中バタバタとしてあまりに忙しいときや、ストレスや焦りで自分を見失いそうなとき、よく空を見上げます。そして、〝今日も空が青いなあ〟〝今日もおてんとうさまがしっかり輝いているなあ〟といったことに意識を傾けます。すると、心と体にほんの少しの余裕が生まれ、周りの喧騒から離れて〝ふっと我に返る〟ことができるのです。

そうやって自分を取り戻すことができるのには、「ああ、こんなに忙しいときも、おてんとうさまはちゃんと自分を見てくれている」という安堵感に似た思いもあるのかもしれません。私にとっては、おてんとうさまは「乱れそうな自分」を「いつもの自分」に引き戻すときにいつも力を貸してくれてきた存在だという気がします。

みなさんはどうでしょう。

たぶん、「これまでおてんとうさまのことなんて意識したこともなかった」と言う方も多いと思います。

でも、人は意識の持ち方で大きく変わるものです。「おてんとうさまはすべてお見通し。自分のよい面も悪い面も全部見ているんだ」と意識して行動をしてみると、日常のいろいろなことが変わってきます。

単に自律神経が理想的に整うというだけではありません。物事への考え方とか、人への接し方とか、日々を生きる意欲や明るさとか、普段の姿勢や歩き方だとか、本当にいろいろなことが変わってくるはずです。

だから、みなさんもおてんとうさまの力を借りてみてはどうでしょう。おてんとうさまが見ていると思って、「小さなよいこと」を行うようにしてはいかがでしょう。くわしくはこれから順を追って説明していきますが、人間は身近なほんのちょっとした行動を意識するだけでも、大きく変わっていきます。自律神経がしっかり整ってハイレベルに働くようになると、心身が変わり、毎日が変わり、人生が変わっていくのです。

一度きりの人生なのですから、悪い流れを変えられないまま、ずっと流されっぱなしているのはもったいない。1日1日、自律神経を整えながら、自分の毎日、自分の人生をよい流れに変えていきましょう。そして、これから先の人生を存分に輝かせていこうではありませんか。

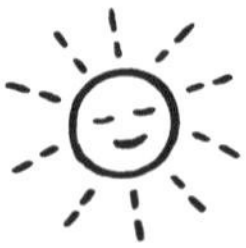

PART❶ 自律神経は「よい行動」で整えられる

PART❷ 自分を律して「よい行い」をしていると、「運」が寄ってくる

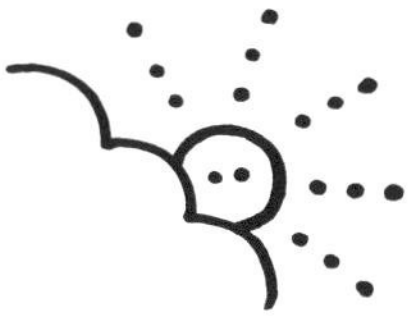

PART❸
他人や周囲に振り回されずに済む「人とのつき合い方」

PART❹ 「おてんとうさま3行日記」で1日1日、自分を整える

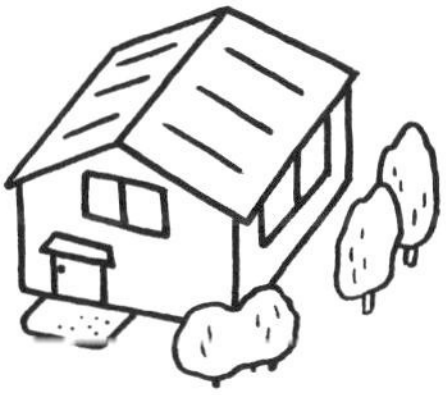

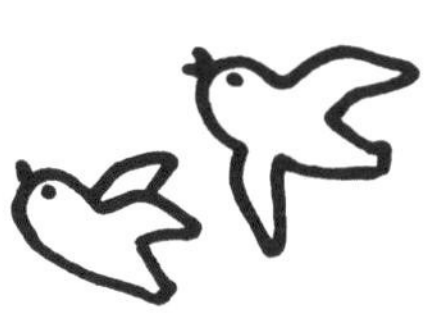

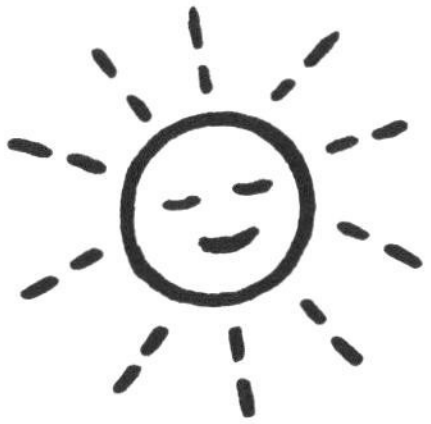

PART 1

自律神経は「よい行動」で整えられる

何か「よいこと」をしようとするときは、すでに自律神経が整っている

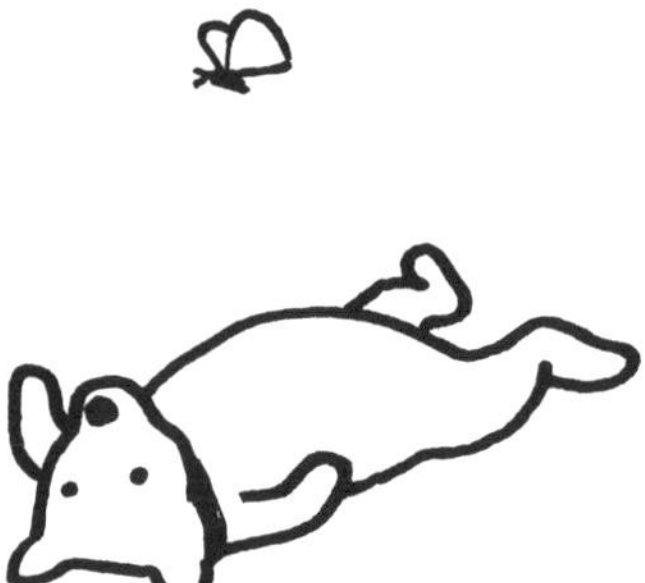

人の行動は不思議なものです。同じ人でも自律神経が乱れているときと整っているときとでは、まったく別人のような行動をとっていることがめずらしくありません。

たとえば、横断歩道を渡るときを思い浮かべてください。

自律神経が乱れているときは、信号がなかなか青にならないとイライラするものです。中には、まだ赤信号なのに、車が来ないのを確かめて渡り始めてしまう人もいるかもしれません。気持ちに余裕がなく、自分の目先の都合のことしか考えられないから、信号を待ち切れないのです。

一方、自律神経が安定しているときは、信号が青になるまでゆっくりと待つことができます。たぶん、待ちながら、横断歩道の向こう側の人たちを観察したり、街の風景に目をやったりする人もいるでしょう。そういうときは、気持ちに余裕があって視野も広がっています。そのため、周りのいろいろなものが目に入り、いろいろなことに気づくことができるのです。

そんなとき、待っている自分の隣に、腰が曲がって杖をついたおばあさんがいたら、〝もし横断歩道を渡り切るのが大変そうだったら、少し手を貸そうかな〟と思うかもしれません。このように、自律神経が整って気持ちに余裕があるときは、自分の隣におばあさんがいることにもちゃんと注意を払うことができるし、「何かしてあげようかな」というアイデアも頭に浮かびやすくなるものなのです。

つまり、善行を積んだり陰徳を積んだりするのは、基本的に自律神経が整って心身に余裕があるからこそできる行為。何か「よいことをしよう」といった考えが頭に浮かぶようなときは、すでに自律神経が整っている場合が多いのです。

ところが、ストレスが多い現代人の場合、自律神経が乱れ気味になっているのが普通です。これは、朝から晩までイライラしたりカリカリしたりしているということ。おそらくみなさんも自分の日常を振り返ってみれば、横断歩道で「ゆっくりと信号を待てる」ときよりも、「なかなか信号が変わらずイライラしている」ときのほうがずっと多いのではないでしょうか。そんなふうにいつも余裕がない状態でいては、「何かよいことをしよう」という考えも、なかなか頭に浮かばないかもしれませんね。

もっとも、だからといって肩身の狭い思いをする必要はありません。自律神経はある程度自分でコントロールをしていくことが可能です。「余裕のないイライラ状態」は、自分で変えていくことができるのです。

試しに大きくゆっくりと呼吸をして、体の力を抜いてゆっくりと歩いてみてください。そして、いったん立ち止まって空を見上げてみましょう。今日も変わらずおてんとうさまが輝いています。それを確認したら、もう一度、大きくゆっくりと呼吸をしましょう。

ほら、もう、ちょっと前までのイライラが消えて、心と体にゆったりとした余裕ができたのではありませんか？　それは自律神経が鎮まったという証拠。そういう余裕があれば、「何かよいことをしよう」という考えも浮かびやすくなるものなのです。

大谷翔平選手はなぜグラウンドに落ちているゴミを拾うのか？

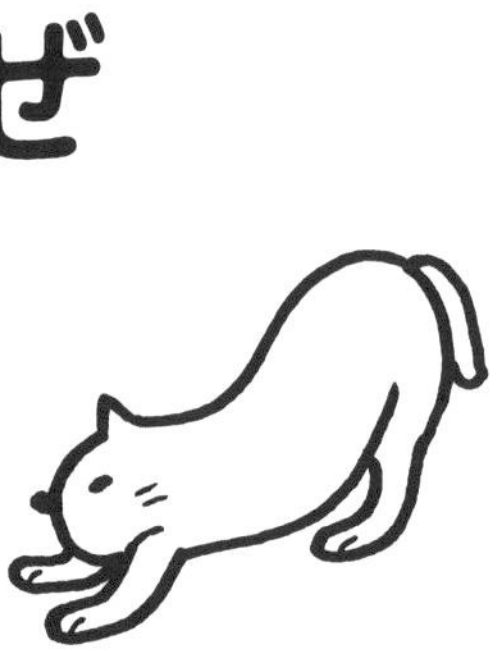

もはや大谷翔平選手を知らない人は誰もいません。みなさんは、大谷選手がメジャーリーグのロサンゼルス・エンゼルスにいた頃に「グラウンドに落ちたゴミを拾う行動」が話題になったのを覚えていらっしゃるでしょうか。

誰もが見逃してしまいそうな小さなゴミを目ざとく見つけては、スッと腰をかがめて拾い、当たり前のように自分のポケットに入れる――。さりげなさがとてもカッコよかったですよね。こうした彼の行動はメディアで繰り返し報道され、アメリカの人々からも感嘆符つきで称賛されていました。

それにしても、大谷選手はいったいどうしてゴミ拾いという行動をするのでしょうか。マスコミから投げかけられたこの質問に対し、大谷選手は「僕は人が捨てた運を拾っているだけです」と答えています。

どうやら、グラウンドのゴミ拾いのルーツは、大谷選手の母校・花巻東高校時代にあるようです。同校では、「ゴミ拾いは運拾い」という教えが伝統のようになっていて、野球部でもグラウンドの小石やゴミを拾ったりダッグアウトをきれいに掃除したりするのがごく当たり前の習慣になっていたといいます。

また、花巻東高校では生徒の夢を実現させる「目標達成シート」を書かせる独自の指導をしています。テレビの報道やネットの記事でご存じの方もいらっしゃるかもしれませんが、この「目標達成シート」はマンダラチャートとも呼ばれるもので、枡目シートの中央に一番大きな目標を書き込んで、その周りの枡目に大目標を達成するために必要な小目標や行動目標を書き入れていくシステム。ちなみに高校1年時の大谷翔平選手は、枡目シートの中央に「ドラフト1位8球団指名」と大目標を書き込んでいます。そして、その大目標を実現させるために必要なこととして、野球のスキルアップ項目とともに「運」という項目を加え、「運」をよくするために行うべき行動目標として「ゴミ拾い」「部屋の掃除」「あいさつ」「道具を大切に扱う」といった言葉を書き並べています。

おそらく、大谷選手は、この頃からこうした「日々のちょっとしたこと」をおろそかにしない習慣がついていたのでしょう。だから、グラウンドに落ちた小さなゴミを拾うのは、彼にとって当然のこと。ゴミを拾ったり掃除や片づけをしたりすることで自分の運がよくなるのであれば、ルーティンとしてやらない手はない。もちろんその運によって、その日によいパフォーマンスを発揮できるのなら言うことはありません。ですから、たぶん「ゴミを見つけ出して拾うことができたら、その日はラッキー」というくらいの気持ちがあるのかもしれません。

自律神経が整っていなければよいパフォーマンスは発揮できない

こういった大谷選手のルーティン行動は、自身の自律神経を整えることにつながっていると、私は考えています。

アスリートの場合、自律神経が乱れているか整っているかの違いがパフォーマンスの出来に直結することが少なくありません。とりわけ一流の選手の場合、ほんのわずかな自律神経の乱れが迷いや緊張を呼んでパフォーマンスを狂わせることにつながるものです。だから、一流のアスリートは、自身のパフォーマンスを常に最高の状態に保つため、日々自律神経をしっかり整えてコンディションキープに力を入れるのです。

大谷選手も睡眠にものすごく気を遣ったり、飲んだり遊んだりもしなかったりと、コンディションづくりのためにストイックな生活を送っていることが知られています。おそらく、日々の生活でもコンディションを整えるためにさまざまなルーティンを自分に課しているのでしょう。「グラウンドでゴミを見つけたら必ず拾う」というのも、そうしたルーティン行動のひとつなのかもしれません。

私は、大谷選手が驚異的な成績を残して世界的スーパースターになり得たのは、才能、体力、技術、練習や努力だけではなく、1日1日自律神経を整えて心身のコンディションを徹底的にコントロールしてきた点がかなり大きく寄与しているものと見ています。そして、その日々の自律神経のコントロールには、グラウンドのゴミ拾いなどの「小さなルーティン行動」も少なからず役立っているのではないでしょうか。

もっとも、こういったルーティンを自分に課しているのは、別に大谷選手だけではありません。アスリートに限らず、ビジネスで成功している人や仕事などで際立った結果を出している人は、自分の中で「これをやっておけば、自分は大丈夫だ」というルーティン・ルールを持っているものです。そして、そういう人たちは、どうでもいいような小さなことを決しておろそかにしません。一事が万事であり、落ちているゴミを拾うような日々の生活の些細な部分に力を注いでこそ自分がよりよいほうへ行けるということを知っているのです。

ですから、みなさんも毎日の生活の中で「これをやっておけば自分はうまくいく」という小さなルーティンを自分に課してみてはいかがでしょう。日々のちょっとした「よい行い」は、人をよりよく整え、人をよりよいほうへ導いていくものなのです。

誰も見ていないところで
行う行為が本当は
一番重要なのです

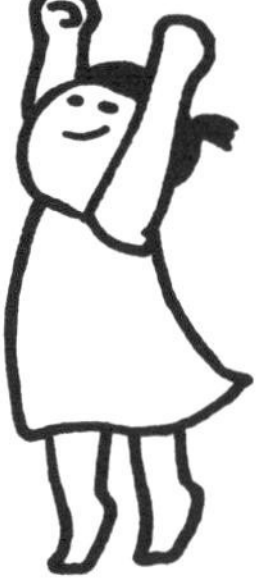

先にも少し触れましたが、「陰徳」とは「人知れず行う功徳」のこと。「陰徳を積む」とは「他人に知られることなく、よい行いを重ねて行う」ことを意味しています。

最近はあまり見かけなくなりましたが、昔は誰も見ていないところで〝陰ながら徳を積んでいる人〟がけっこういたものです。公園や道端に転がった空のペットボトルや空き缶がいつの間にかちゃんとゴミ箱に捨てられていたり、朝、職場に出勤したらみんなの机がきれいに拭かれていたり、会社のみんなが使う場所にふと気がついたら季節の花が飾られていたり……。それらは、誰かが「人知れずひっそりと徳を積んだ」という証しです。

もちろん、こういった「よい行い」をするのは「誰かに見られちゃいけない」というわけではありません。また、「誰にも見られないように隠れてこっそりやる」ことを勧めているわけでもありません。

ただ、他人や周りの目を意識すると、どうしても「評価されること」を期待してしまいます。「後でほめられるかな」とか「自分の印象や好感度が上がるかな」とかと考えてしまうと、いろいろと雑念が入ってくることでしょう。また、「周りの人たちから『ごますり』だとか『点数稼ぎ』だとかとヘンな受け取られ方をしないかな」といった余計な心配をする人も出てくるかもしれません。そんな心配までしなくちゃならないとなると、なんだか「よいこと」をするのが面倒になってくる人もいるのではないでしょうか。

一方、誰も見ていないとき、他人や周りの目がないときに「よいこと」を行うのであれば、そういった雑念や心配といったわずらわしい迷いが介入してくる余地がありません。

そういうとき、「よいことをした」「人がよろこぶことをした」と分かっているのは「自分だけ」です。おてんとうさまはその行為を見てくれているでしょうが、他の人は一切関係なく、自分だけが知っている「自己完結した行為」です。

私は、このように「誰にも知られず、自分だけが知っている」というかたちで善行を積んでいくのが、もっとも自律神経を整え、もっとも心身を整える効果を引き出すことができると考えています。もしかしたら、自律神経をハイレベルで整える最高の方法なのかもしれません。

高い効果が得られる理由は、「他人軸」ではなく、「自分軸」で行動をしているからです。後で改めて述べますが、私は「自律神経は自分を律することで整えられる神経」だと考えています。「自分という人間をよりよく律していこう」という意思を持って陰徳を積むような行動をすると、その瞬間、自律神経のレベルが上がり、呼吸が整い、血流がよくなって、心にも体にも余裕が生まれるのです。

ですから、みなさんも陰徳を積むことを心がけてみてはどうでしょう。別に他人に見られたら効果が薄れてしまうわけではありませんが、「なるべく人知れず行う」よう心がけてみてください。

多くの人が気づいていないことですが、自分という人間をよりよい状態にするには、誰も見ていないところで行う行為こそが一番重要なのです。

因果応報。
自分がやったことは、
いつかすべて自分に
返ってくる

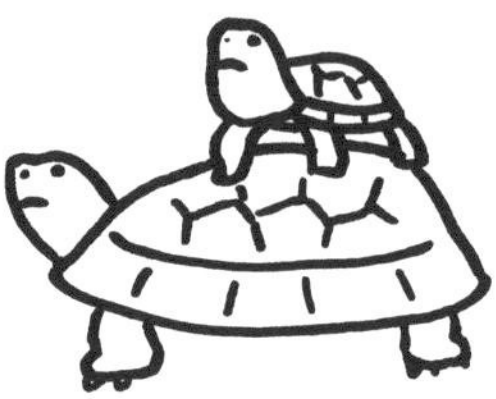

「陰徳」はもともと中国で生まれた言葉です。そのルーツをひもとくと、紀元前にまでさかのぼります。当時書かれた思想書の『淮南子《えなんじ》』（中国・前漢時代の哲学書）に、「陰徳陽報《いんとくようほう》」という言葉が登場しているのです。

この「陰徳陽報」は、「人知れずよい行いをすれば、必ずよい報いがある」という意味。紀元前の大昔からこういう教えがあったのには驚かされますね。

また、有名な四字熟語に「因果応報」があります。みなさんご存じのように、こちらは「よい行いをすればよい報いがあり、悪い行いをすれば悪い報いがある」ということ。最近は「悪いことばかりしていると、その分だけ災難が降りかかる」といったようにネガティブな使われ方をするケースのほうが目立つようですが、本来はよい行いも悪い行いも、自分が受ける結果のすべては自分の行いに原因があるということを意味しています。

さらに言えば、「情けは人の為ならず」ということわざもあります。若い方々の中には、これを「情けをかけることは、結局その人の為にならない（からしないほうがいい)」という意味に受け取っている人も多いようですが、それは明らかな間違い。正しくは「情けは他人の為だけではない。いずれ巡り巡って自分自身に恩恵が返ってくるのだから、人に親切にしたほうがいい」という意味です。ここに取り上げた３つの言葉の共通点を挙げれば、どれも「自分がやった行いは、いずれ自分の身に返ってくる」という考え方をベースにしている点だと言えるでしょう。

「あのとき、あの行動をしていたおかげで助かった」はよくあること

こうした教えは、もしかしたら人の世のとても重要な点を指摘しているのかもしれません。それというのも、よい行いの場合も、悪い行いの場合も、自分がやったことが、巡り巡って自分に返ってくるのは、実生活でも「けっこうよくあること」だからです。

たとえば、あなたの部下が会社に損害を与える大失敗をしたとしましょう。そん

なとき、上司のあなたは「自分の指導力がなかったせいだ」と部下をかばい、全責任を引き受けたとします。いったんは降格されるかもしれませんが、あなたの取った行動は周りから称賛され、多くの部下から信望を集め、それがもとで後に大出世を果たすことになった——。こういう話、わりとよく聞きますよね。

私自身の経験を振り返っても、「あのときによい行いをしておいたことが、結果的に自分の立場を押し上げてくれた」「以前、力を貸したあの人が自分の力になってくれたからこそ、この難局を乗り越えられた」といったことが何回もあります。そう考えると、やはりこの世の中は「自分が行ったことは、すべて自分に返ってくる」という流れになっているのではないかと思うのです。

もちろん、どんなによい行いをしてきても、一向に報われないケースもあるでしょう。私はこれまで多くの患者さんに接してきて、誰にでも親切で情け深く、日々善行ばかり積んできたような人が、がんなどの難病に冒されて亡くなっていったケースもたくさん見てきています。それに、その生涯で多くの善行を積んできたような人が大きな災害で不幸な亡くなり方をするケースも少なくないでしょう。そういう方々も数多くいらっしゃるので、「善行を積んでいれば、いつかよいことが起こる」なんて、そう簡単には言えないということも重々承知しています。

しかし、それでも私は「陰徳陽報」「因果応報」「情けは人の為ならず」といった言葉が諭す教えを積極的に実践していくべきだと信じて疑いません。

「自分がやったことは、いつか自分に返ってくる」という心構えで行動をしていれば、よいことをすればなんらかの恩恵が返ってくるわけで、ならば誰しも積極的によい行いをするようになるでしょう。また、悪い行いをすれば自業自得で災難が返ってくるわけですから、誰しも悪いことをしようと思わなくなるのではないでしょうか。それに、どんなことも「結局、自分自身が招いたことだ」という自己責任の意識も強まるでしょうから、たとえ悪い結果が出たりつらい状況が続いたりしても、悔んだりいじけたりすることなく、日々の自分の行いに誇りを持ってまっすぐ前を向いて生きていけるのではないでしょうか。

おそらく、みなさんの中には、「じゃあ、日々よい行いをしていれば、いずれ幸せになれるのですか？」「日々よい行いをしていれば、不幸や災難から逃れられるのですか？」と率直な質問を投げかける方も多いと思います。でも、そう聞かれても、私には答えられません。

私に答えられるのは、少なくとも、日々よい行いをしていれば、自律神経を素晴らしい状態に整えることができるということだけです。ただ、自律神経がそういった状態になれば、健康も、仕事も、人生も、いろいろなことがよい流れに向かいやすくなるのは確かだと思います。

だから、「よいことも悪いことも、自分が受ける結果のすべては自分がつくっている」という因果応報の教えを胸に刻んだうえで、できるだけよい流れへ自分をシフトしていこうとする姿勢が大切なのです。そして、そのためにも、陰徳を積んだり、善行を積んだり、人に親切にしたりして、日々よい行いをする心がけが重要になってくると私は思います。

ご利益は期待してもいい。
「これをやっていれば、
いつかいいことがある」
と思っていれば、
それでいい

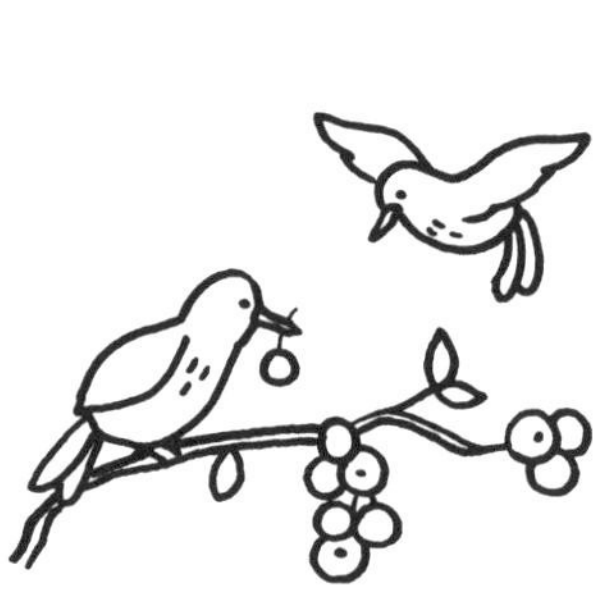

よい行いをするときに、心の中で「これをやっておけば、そのうち自分にいいことがある」と思っている人も多いでしょう。言わば、なんらかのご利益が訪れるのを期待して、善行をしているわけですね。

これに関して、みなさんはどう思われるでしょうか。

「ご利益があると思ってそういうことをするんだったら、結局、打算じゃないか。見返りを期待しているってことだよね。それじゃ、偽善って言われても仕方ないんじゃない?」

――そんな厳しいご意見もあるかもしれませんね。

ただ、私は、ご利益や見返りを期待してもいいと思います。偽善行為だとか打算行為だとかと言われようとも、気にする必要ありません。「よい行いをしていれば、いつかいいことがあるんだ」とか、「これをしているほうが運がよくなるんだ」とか、自分の中でそう思っていれば、それでいいのではないでしょうか。

中には、「これをやっていれば、将来ずっと安泰でいられるかも」とか「そのうち素敵な人に巡り会えるかも」とか「いつか宝くじに当たるかも」とか、「かなり虫のいいご利益」を期待している人もいるかもしれません。まあ、「将来の安泰」とか「素敵な人」とか「宝くじ」とかの願望が実現するかしないかは別の話として、「心のどこかでご利益を期待する気持ち」はあっていいし、「打算的な自分」「ちゃっかりした自分」を否定する必要もないと思います。

それに、そもそも、こういうニンジンが鼻先にぶら下がっていないと、人は「よいこと」をなかなか行動に移さなくなってしまうものです。だから、ご利益や見返りを期待する自分の気持ちをうまくモチベーションにしながら、日々よい行いをするようにしていけば、それでいいのではないでしょうか。

もっとも、たいていの人は、こうした「よい行い」を習慣にしていると、だんだん「ご利益」とか「見返り」とかを求めようとする気持ちが薄まってくるものです。どうしてかと言うと、陰徳を積んだり善行を積んだりするとすがすがしさや気持ちよさが感じられるものですから、やっているうちにそうした快感を味わうのがよろこびになってきて、そのうちご利益や見返りなんか「どうでもいいこと」に思えるようになってくるんですね。

さらに、「よい行い」に快感やよろこびを得られるようになると、「何か自分にできる『よいこと』はないか」と積極的に探し始めるようになり、自分が満足できるようなことができたときには、それだけでちょっとほっとしたような幸せな気持ちになるものです。また、そんな日々を送っていると、いつの間にか毎日がなんとなくハッピーに感じられるようになり、〝なんか最近、自分、ちょっと変わったかも〟と実感できるようになるでしょう。もしかしたら、そういう「プチ幸せ」を感じられるようになるのが、一番の「ご利益」なのかもしれません。

そして私は、このように自分の日々の行動に小さな幸せを感じられるようになるのも、自律神経がよりよい状態に整ったという何よりの証拠だと思うのです。そういう点で言えば、「よい行いをしていれば、いつかいいことがある」というのは、やはり真実を言い当てているのかもしれませんね。

「身の回りの小さなこと」から自分を立て直していくのが一番いい

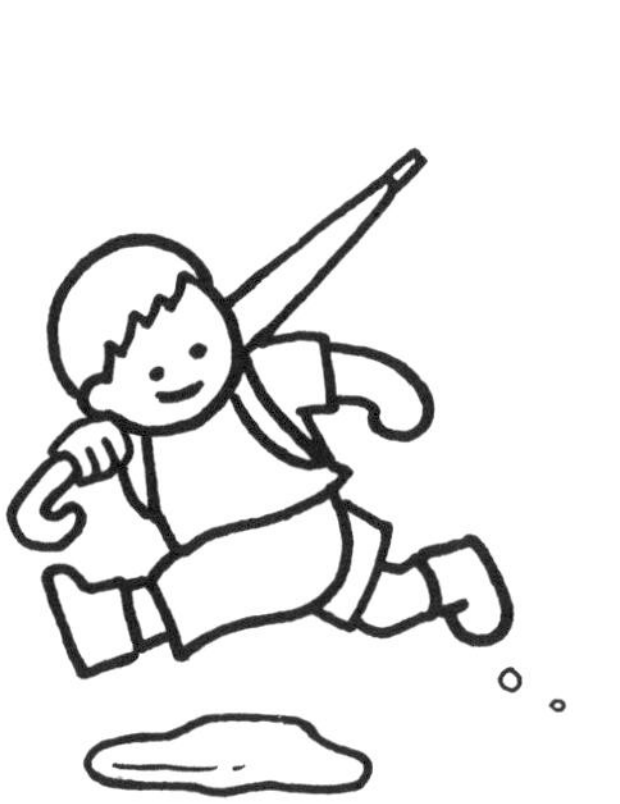

陰徳や善行を積む行為は、自分という人間を変え、自分という人間を立て直すことにつながります。また、そうやって自分を立て直していけば、不調続きの「悪い流れ」を、いろいろな物事がうまくいく「よい流れ」に変えていくことが可能となります。

では、そんな流れをつかむには、いったいどんなことから「よい行い」をスタートすればいいのでしょう。

一番おすすめなのは、「身の回りの小さなこと」から行動習慣を変えていくことです。

たとえば、朝の通勤で姿勢を正して歩くとか、しっかり大きな声であいさつをするとか、脱いだ靴をきちんとそろえるとか、机の上をきれいに片づけるとか、トイレをすみずみまで掃除するとか、エレベーターを降りるときに他人に先を譲るとか……。そういうふうに、日常の「そんなこと、どうだっていいじゃないか」と思うような些細な行動を見直して改善するのをルール化していくといいのです。

「そんなことを変えたって、どうせ何も変わらないよ」と言う人もいるかもしれません。でも、じつは自分を立て直してよい流れをつかむには、こういった「小さなどうでもいいと思えること」からひとつひとつ変えていくのが最も効果的です。

分かりやすい例を挙げれば、プロのアスリートには、スランプに陥ったときや試合で負け続けのとき、自分の日々の小さな行動を変えて立て直そうとする選手が多いものです。いつもより道具をよく磨いたり、いつもより早く来てロッカールームの片づけをしたり、積極的にファンサービスを行ったり……。きっと、そういった小さな行動をおろそかにせずちゃんと力を入れていくことこそが、スランプや成績不振の悪い流れから抜け出して本来の調子を取り戻すきっかけになり得ることを知っているのでしょう。

だから、こうしたアスリートと同じように、みなさんも日常の小さなことを見直して行動習慣を変えてみてください。「一事が万事」とはよく言ったもので、小さな部分から行動を変えていくと、これまで「どうでもいい」と思っていたことが、日々の自分の調子にけっこう大きな影響を与えていることが分かってきます。逆に言えば、小さなことを軽く見ておろそかにしているようでは、自分が叶《かな》えようとしている目的を何ひとつ達成できないということが見えてくるんですね。

よく「小事を為せない人は、大事も為せない」と言いますが、「小事」のひとつひとつが「大事」につながっていることが分かってくると、だんだん小事を行うのも大事を行うのも一緒という感覚になり、大事を為すためにこそ日々の小事に力を注ぐようになっていくものなのです。

〝小さな一歩〟を踏み出せば「悪い流れ」を変えていける

いきなり大きな変革を起こす必要はありません。むしろ、目の前の小さなことを変えることのほうが重要なのです。とりわけ、これまで見て見ぬフリをしてスルーしてきたような「自分にとってどうでもいいと思えること」をきちんと行うことからスタートしてみるといいでしょう。

なお、この際、「1日にどこか1カ所は片づける」とか「なんでもいいから1日に1回はゴミを拾う」とか「1日に1回は誰かによろこばれることをする」といったように、自分で行動ルールを決めて行うようにするのもおすすめです。そういうふうに自分の中でルール化していると、1日1日、朝から自分にできそうなことを探すようになり、毎日の習慣として身につきやすくなります。そして、こうした小さな善行が習慣になると、着実に自分に「変化」が感じられるようになっていくのではないでしょうか。

いったいどのような変化が生まれるのか。

よい行いによって自律神経が整うことはすでに述べましたが、自律神経のベースが安定して精神的・身体的に余裕ができると、思考や行動が前向きに変化してくるようになります。「何かをしてやろう」とか「この仕事をもっとしっかりやろう」といった意欲や意気込みが自然に湧き出てきて、不調やトラブルなどで停滞した状況を抜け出そうとするモチベーションが高まるのです。つまり、そういった気持ちや行動の変化が自分の状況を立て直すことにつながり、「悪い流れ」を「よい流れ」へと変えていくことにつながっていくわけですね。

いまの日本では自律神経のバランスを乱している人がたくさんいます。心や体の調子が上向かず不調に悩まされている人、仕事がうまくいかず途方に暮れている人、どこが悪いというわけでもないけれどずっと停滞している人……。なかなか悪い流れから抜け出すことができずに喘いでいる方々は大勢いらっしゃるでしょう。

私は、そういう方々にこそ、「身の回りの小さなこと」を変えて、自分を立て直すための〝小さな一歩〟を踏み出してみることをおすすめします。

思い当たる方は、ぜひ、「一事が万事」「小さなことにすべてが宿る」というつもりで、自分にとって身近なところから変えていくようにしてみてください。そして、自分の中の小さな善行ルールを大切にしつつ、日々着実に「悪い流れ」を「よい流れ」に変えていくようにしましょう。

自律神経は
あなたの心と体を
「ちょうどよい感じ」に
調整するための
システムです

ここで、自律神経がどのような役割を果たしているのかについてざっと整理しておきましょう。

人の好不調は、すべて自律神経で決まってきます。

体や心の健康はもちろん、仕事、家事、試験、スポーツなどでの調子の善しあしもこれで決まってきますし、人生で自分の力を発揮して望むような結果を出せるかどうかも、これで決まるといっていいでしょう。

いったいどうして、そんなにも人の好不調に関わってくるのか。

それは、自律神経が呼吸、血流、血圧、心拍数、体温、代謝、内臓の動きなど、人間の生命活動のベースとなる機能をコントロールしているから。自律神経は24時間365日、こうした機能を環境や状況の変化に合わせて調節しているのです。

もっと簡単に言えば、自律神経は、私たちが日々を活動しやすいように心身を「ちょうどよい感じ」に自動調整しているシステム。近頃はエアコンなどの家電製品や自動車にも「ちょうどよい感じ」に自動運転をしてくれる機能がついているようですが、私たち人間にもさまざまな状況変化に合わせて自動調整してくれるシステムが搭載されているわけです。

そして、この自動調整システムがスムーズに働いているかどうかが、私たちの日々の活動の「調子の善しあし」に大きく影響してくるのです。〝最近、なんとなく調子がいいな。体調もいいし、仕事も順調だし、いろいろなことがうまくいっているな〟と感じられるときは、自律神経の自動調整システムがスムーズに働いている証拠。反対に、〝最近どうも調子が悪いな。体の具合もよくないし、仕事のほうもさっぱりだし、何をやってもうまくいかないな〟と感じられるときは、自律神経が乱れて自動調整システムに狂いやトラブルが生じている証拠だと言えます。

ただ、自律神経は「乱れるのが当たり前」だと思っておいたほうがいいでしょう。まったく乱れていない人なんて、どこを探してもいません。たとえば、電車が遅れて遅刻しそうで焦ったり、上司から小言を言われてイラッとしたり、よく眠れない日が続いたりといったように、ちょっとストレスがかかっただけで自律神経は簡単に乱れるものです。こういったストレスは誰にでも普通にありますから、現代に生きて社会で活動している人の8～9割くらいは自律神経のコンディションが「すでに乱れているか、いまにも乱れそうな状態」にあると言えるでしょう。

もっとも、「乱れている」という点では、みなさんさほど変わりがないのですが、その乱れた状態を「その都度リカバリーして回復させているかどうか」という点では人によって大きな違いがあります。日々の乱れをなんの対処もしないままスルーしている人は、どんどんバランスの乱れを大きくして調子を狂わせてしまうでしょうし、乱れてもその日のうちに対処してリカバリーしている人は、バランスの乱れを最小限に留めて良好な調子をキープできるでしょう。

つまり、自律神経が乱れてしまうのはある程度仕方ないとしても、その乱れたバランスを日々どう回復させているかで自律神経コンディションに大きな差がつくのです。だから、健康面、仕事面、スポーツなどでの好不調も、自律神経の乱れを日々どうリカバリーしているかで決まってくるというわけですね。

自律神経のバランス傾向には4つのタイプがあります

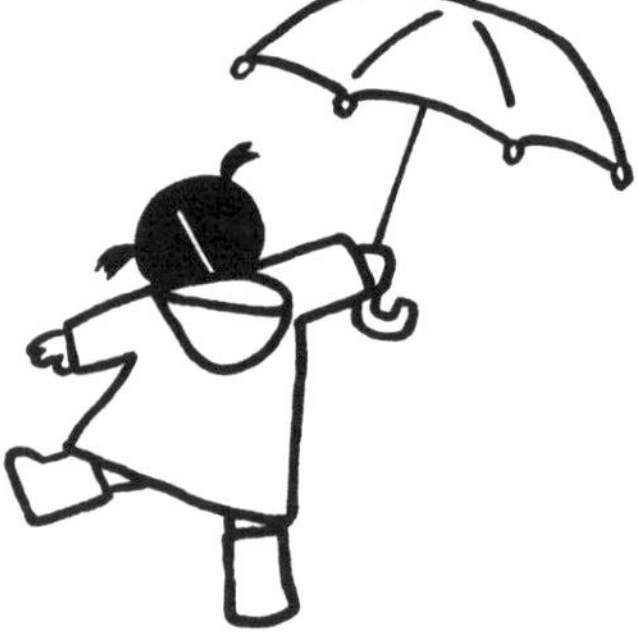

よく知られるように、自律神経には「交感神経」と「副交感神経」とがあり、交感神経はアクセル、副交感神経はブレーキの役割を果たしています。

交感神経が優位になるのは、仕事で緊張しているとき、他人と何かを争っているとき、身の危険を感じたときなどです。そういうとき、交感神経はアクセルをグイッと踏み込んで心身を戦闘態勢に移行させます。すると、呼吸が速くなり、心拍数や血圧が上がり、血管はキュッと収縮して、心と体がより大きな力を生み出せる状態へとシフトするわけです。

一方、副交感神経が優位になるのは、ひとりでくつろいでいるとき、寝ているとき、家族で談笑しているときなど。そういうとき、心身がリラックスした状態でいられるのは、副交感神経のブレーキがかかっているおかげです。このブレーキがかかると、呼吸が落ち着き、心拍数や血圧が下がり、血管が適度に拡張して、心と体がより効率的に休める状態にシフトするのです。

このように、交感神経と副交感神経は、互いに異なった働きをしながら、そのときの状況に応じて私たちの心と体をコントロールしています。自動車はアクセルとブレーキをバランスよくかけてこそうまく乗りこなせるものですが、自律神経もそれと同じで、交感神経のアクセルと副交感神経のブレーキがバランスよく働いていることが非常に大事になるわけです。

ただ、自律神経は「バランス」だけでなく、「レベルの高さ」も重要です。自律神経が最高の状態で機能するのは、交感神経と副交感神経の両方が「高いレベル」で「バランスよく」働いているときなのです。次のページのマトリクスを見てください。図の縦軸が交感神経のレベルで、横軸が副交感神経のレベル。自律神経のバランス傾向には4つのタイプがあることが分かりますね。

それぞれの特徴を簡単に説明しておくと、まず、Aは交感神経と副交感神経の両方とも高いタイプで、これがもっとも理想的な状態です。アクセルとブレーキの両方がハイレベルで安定していると、心身を絶妙のバランスでコントロールすることができます。この状態を維持していれば、病気になることもなく、仕事でも生活でもすべてにおいて自分の力をいかんなく発揮していけることでしょう。

Bは交感神経が高く、副交感神経が低いタイプです。これはアクセルばかり踏んでいてブレーキがあまり利いていない状態であり、ストレスが多く、いつもイライラ、ピリピリしている傾向があります。病気に罹りやすく、常に体のどこかに不調やトラブルを抱えている人も少なくありません。

Cは交感神経が低く、副交感神経が高いタイプ。Bと反対に、こちらはのんび

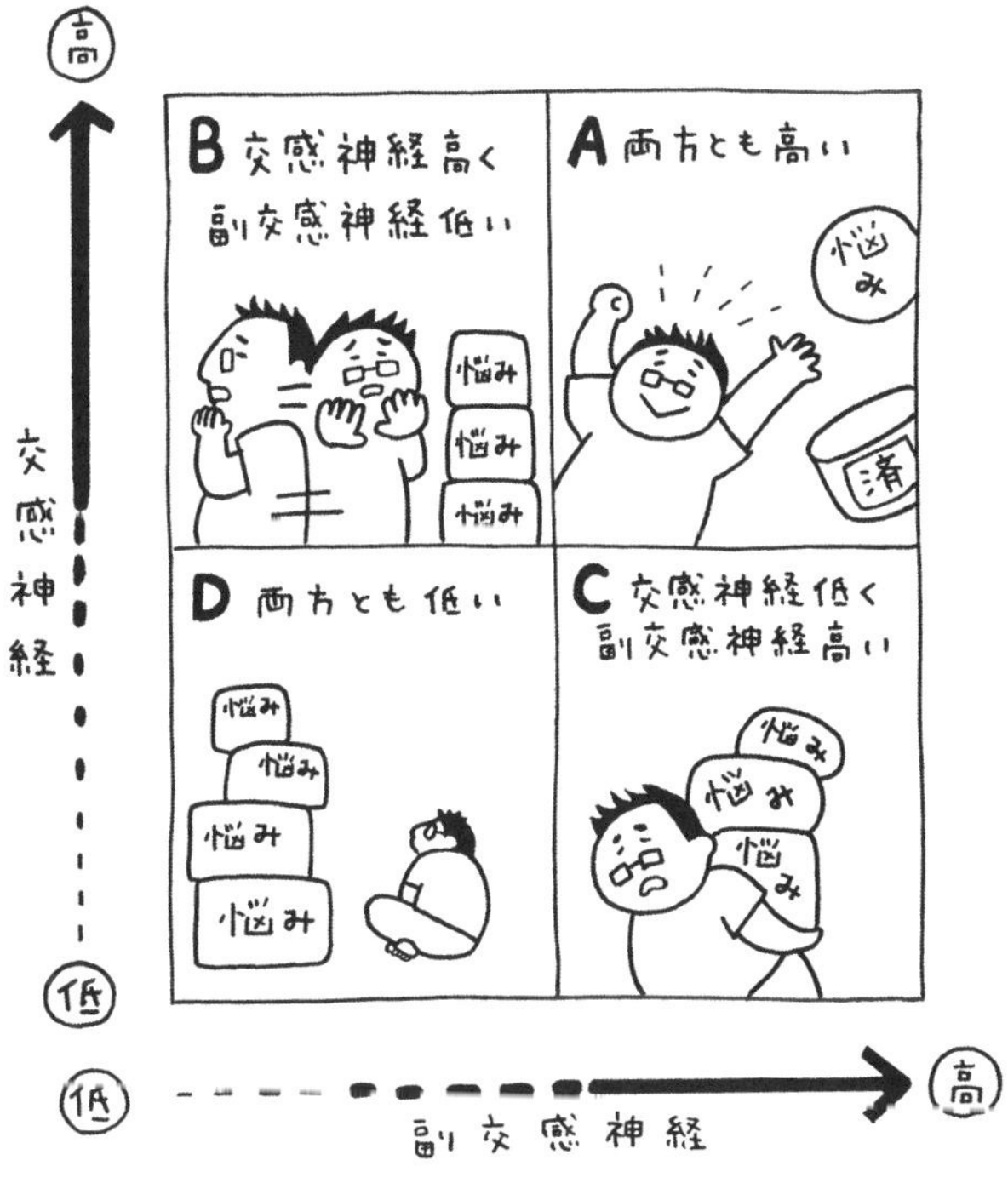
高
B 交感神経高く
副交感神経低い
悩み
悩み
悩み
A 両方とも高い
悩み
済
交感神経
D 両方とも低い
悩み
悩み
悩み
悩み
C 交感神経低く
副交感神経高い
悩み
悩み
悩み
低
低
高
副交感神経

り屋さんタイプで、注意力散漫でケアレスミスが多く、他人から「やる気があるのか」と疑われることもあります。また、ひとりで仕事を抱え込みやすく、うつ病に陥りがちな傾向もあります。

最後のDは、交感神経と副交感神経の両方とも低いタイプです。このタイプには疲れやすく、やる気や覇気が感じられず、活動度の低い生活を送っている人が少なくありません。アクセルもブレーキも働きが落ちているため、ちょっと体を動かしただけで疲労してしまうという〝弱々しい状態〟になっているんですね。

男性は30代、女性は40代で副交感神経が低下する

それと、みなさんに知っておいていただきたいのは、「自律神経の力は加齢とともに衰えてくる」という点です。私の研究では、「自律神経の力は10年で15パーセントずつ低下する」という結果が出ていて、年を取るごとにアクセルやブレーキの

利きが悪くなり、体という車を思い通りに運転できにくくなるのです。

とりわけ、加齢とともに力が低下しやすいのは副交感神経です。副交感神経のブレーキの働きは、男性の場合30代、女性の場合40代になるとガクンと落ち込むことが分かっています。すると、日々交感神経優位の状態が続くようになり、それまでと同じように休んでいても疲労の回復が間に合わなくなり、体の無理が利かなくなってきたり、病気や不調に悩まされやすくなったりするのです。

では、こういった衰えを食い止めるにはどうしたらいいのでしょう。

それには日々副交感神経の働きをアップするよう努めるのがカギ。副交感神経はリラックスをしたり気持ちのよいことをしたりすることで強まる神経なので、意識して気持ちのいい場所に行ったり、心身がリラックスする音楽を聴いたりするといいでしょう。

そして、日々陰徳や善行を積む行為が、副交感神経を刺激する「気持ちのいい行い」であることも、ぜひ覚えておいてください。

人間は
おてんとうさまの光で
スイッチが入るように
できている

おてんとうさまと自律神経は、非常に深い関係で結ばれています。

そもそも、私たちの自律神経は、毎日太陽が昇ったり沈んだりするサイクルに合わせて稼働しているようなものなのです。

一応説明をしておくと、朝、日が覚めると、日が昇ってくるとともに次第に交感神経が優位になり、心身が「活動モード」になります。これにより、日が明るいうちはさかんに体や頭を動かして仕事や作業に精を出すことができるわけです。一方、夕方以降、日が暮れる頃になると副交感神経の働きが活発になり、日が沈んですっかり夜になると、副交感神経が完全に優位になって心身が「休息モード」に移行します。そして、夜間、睡眠を取って心身を休めたら、翌朝、日が昇るとともに再び交感神経が活発になって活動に向けて動き出す――。このように、おてんとうさまの動きに合わせて自律神経のモードが切り替わり、日々規則正しいリズムがつくり出されているわけです。

おそらく、私たちの心身には「日が昇るとともに心身の活動度を高め、日中は仕事に汗を流し、日が落ちればねぐらに帰ってぐっすり休む」という「おてんとうさまに合わせたリズム」が本能レベルで深くインプットされているのでしょう。この大地に人類が誕生したときから、そういうリズムで動くことが初期設定されていたのかもしれません。

心と体のリズムはおてんとうさまによってつくられている

なお、人間がこうした「毎日を生きるリズム」をつくり出すための「起点」となっているのが「朝のおてんとうさまの光」です。

朝、おてんとうさまの光をしっかり浴びていると、交感神経への切り替えがスムーズに進み、今日1日を元気に過ごすスイッチがしっかりとONになります。そのため私は、朝起きたら、真っ先にカーテンを開け、おてんとうさまの光を全身に浴びてグーッと伸びをするのを習慣にしています。なんでもないことのようですが、日々心と体を整えていくには、この習慣が非常に重要なのです。

ご存じの方も多いと思いますが、私たち人間には日々の生体リズムを調整する「体内時計」が備わっています。ただ、人の体内時計の周期は1日25時間。地球の自転周期の24時間と比べてズレがあり、放っていると日々少しずつズレていってしまうことになります。

そこで、「コラッ、ズレを直してちゃんと正しくしてろ！」と活を入れてくれるのがおてんとうさま。朝のおてんとうさまの光が、「体内時計のズレをリセットする役割」を果たしているんですね。

体内時計のズレが大きくなると、就寝や起床の時間だけでなく、体内でのホルモン分泌や新陳代謝、消化吸収が行われるタイミングもズレてきて、心身にストレスがたまりやすくなります。すると、自律神経が大幅に乱れ、生活も不規則になり、不眠をはじめ多くの不調や病気に見舞われやすくなって、メンタル面でも落ち込みやうつ病などのトラブルを招くことが多くなります。

つまり、朝、おてんとうさまの光を浴びて体内時計をリセットするのを習慣にしていれば、こういった体内リズムのズレから引き起こされる不調やトラブルを未然に防ぐことができるわけです。まさに「おてんとうさまの力によって心と体のリズムが整えられている」ということになります。

それに、朝のおてんとうさまの光を浴びると、「セロトニン」という脳内物質の分泌が大きく高まることが知られています。

セロトニンには心身をしゃきっと覚醒させたり、精神を安定させたりする働きがあります。朝、太陽光を浴びてセロトニン分泌が高まるとしっかりと目が覚めて、同時に交感神経の働きが高まってきて心身が「活動モード」にシフトするようになるのです。言わば、おてんとうさまの光によって、1日を元気に活動するスイッチがONになるようなもの。このスイッチングのおかげで、私たちは日中の仕事や作業に全力投球することができるわけです。

なお、セロトニンは心身の覚醒だけでなく、睡眠や休息にも大きな影響をもたらしています。それは「睡眠ホルモン」の「メラトニン」がセロトニンを原材料にしてつくられているから。メラトニンは日没後、とっぷりと日が暮れた頃に分泌が高まって、自然な眠気をもたらす物質です。そして、このメラトニンは、朝、おてんとうさまの光を浴びてからだいたい15時間後に分泌されるとされています。つまり、朝7時に光を浴びると、それを合図にセロトニン分泌が高まり、それを原料にメラトニンがつくられて、15時間後の夜10時くらいにメラトニン分泌が高まって眠くなってくるのです。だから、朝、いつも同じ時間におてんとうさまの光を浴びていれば、夜、いつも同じくらいの時間に眠くなり、規則正しい睡眠リズムを形成できるようになります。

さらに、セロトニンには「幸せホルモン」「癒やしホルモン」といった呼び名があるように、心を癒やしたり、幸せな気分をもたらしたりする作用があることが知られています。また、逆にセロトニンが不足すると、気分が落ち込んだり不安をつのらせたりイライラしたりすることが多くなり、うつ病になりやすくなるということもよく知られています。ですから、普段から穏やかで幸せな気分でいられるか、それともうつうつとした落ち込んだ気分になってしまうかも、日々おてんとうさまの光を浴びて、セロトニンをちゃんと高めているかどうかが重要なカギになるということになりますね。

このように、人間は、心も、体も、おてんとうさまの光によってスイッチが入るようにできているのです。

まさに、おてんとうさまによってすべてが始まり、おてんとうさまによってすべてが整うようなもの。もっと言えば、私たち人間は、〝おてんとうさまのおかげで日々生かされている存在〟なのです。

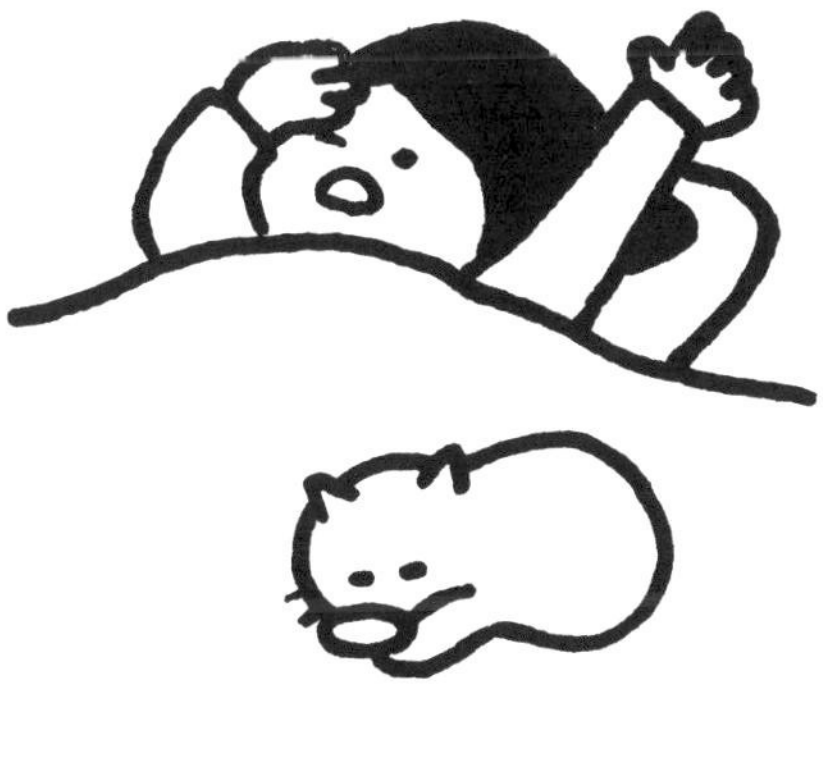

「自分はこれだけ
やったんだ」という努力を、
誰も知らなくても
おてんとうさまは
見てくれている

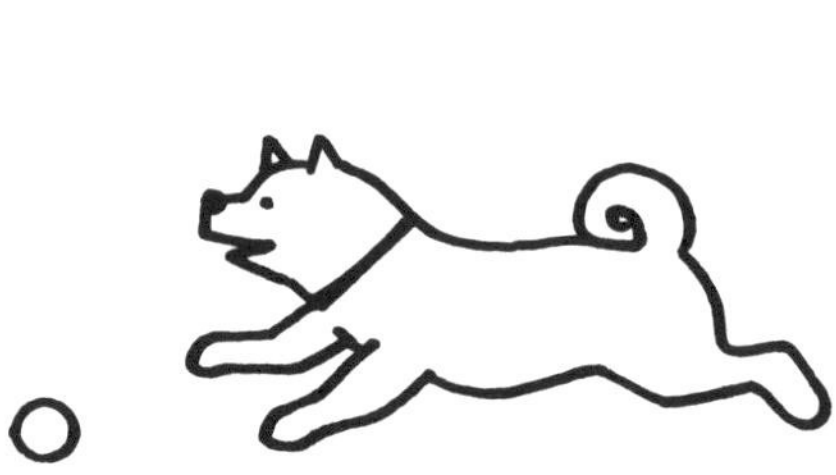

幼稚園生くらいの子どもに「何を描いてもいいよ」と言ってお絵描きをさせると、自分の姿、自分の家、ペット、草花、自動車、両親や友だち……それらと一緒に画用紙の上のほうに「さんさんと輝くおてんとうさま」が描かれることが少なくありません。きっと、子どもたちの幼い心にも「おてんとうさま＝いつも天空にあって、自分たちを照らして見守ってくれている存在」という感覚が根づいているのではないでしょうか。

先にも触れましたが、日本では親が子どもをしつける際に、「おてんとうさまが見ているよ」という言葉がよく使われてきました。「誰も見ていなくても、おてんとうさまはしっかり見ているから、ちゃんといいことをしなさい」「誰も見ていなくても、おてんとうさまはしっかり見ているから、悪いことをしてはいけませんよ」というわけですね。

同じような慣用句は欧米にもありますが、ただ、「おてんとうさま」が「神様」に言い換えられます。英語圏であれば「おてんとうさまが見ていますよ」は「God is watching you.」、あるいは「God is looking over you.」となります。「looking over」は「広く見渡している」というニュアンスでしょうか。また、「God sees into our hearts.」という言い方もあります。こちらは「神様はわれわれの心の内もすべてお見通し」といった感じで使われるのかもしれません。

私は別に、「おてんとうさま」のことを「神様」のような絶対的存在として崇《あが》め奉《たてまつ》ろうというつもりはありません。ただ、「自分のしていることをちゃんと見ている大きな存在がある」と意識して行動をするのは、私たちが心身を律していくにあたり、たいへん有意義なことだと思います。

たとえば、「自分をちゃんと見てくれている存在がある」という意識は、陰でコツコツと努力をしている人たちにとって、行動の大きな原動力になります。

スポーツや部活などで、誰も見ていないところで汗をかいて地道な練習を重ねてきた人は「おてんとうさまはちゃんと見てくれている」と思えば、日々の努力にいっそう身が入るでしょう。また、毎日会社に早出してみんなの机をきれいに拭いてきた人は「おてんとうさまだけは、私の行動を見てくれている」と思うだけで報われた気持ちになるかもしれません。

つまり、「自分はこんなにがんばったんだ」「自分はこれだけ努力してきたんだ」ということを他に誰も知らなくても、おてんとうさまはちゃんと分かってくれている――。おてんとうさまという存在は、陰でコツコツ努力をする人たちをそういう気持ちにして大きな力を与えてくれるのです。

そして、このようにおてんとうさまが私たちのよい面も悪い面もすべて見てくれている存在、私たちに力をもたらしてくれる存在なのであれば、せめて私たちも、日々おてんとうさまに恥じないような生き方をしていこう――そういうふうに思っていくことが重要なのではないでしょうか。

『君たちはどう生きるか』が教えてくれること

『君たちはどう生きるか』は、1937年、編集者・児童文学者の吉野源三郎によって出版された小説のロングセラーです。2017年に漫画化されて、こちらもベストセラーになりました。

また、この本を原案としてアニメ映画の脚本と監督を担当したのが宮﨑駿さん。映画『君たちはどう生きるか』は第96回アカデミー賞において、見事、長編アニメーション賞に輝きました。おそらく、みなさんの中にも本や漫画を読まれた方、映画を観られた方が多いと思います。

ここでは本や漫画で描かれたストーリーについて述べますが、同書では、「友だちが上級生から殴る蹴るの暴行を受けたときに、中学生の主人公が怖さのあまり立ちすくみ、友だちを見捨てて助けもしなかった」という話が中心に据えられています。その後悔から立ち直って、友だちとの仲を修復し、人間的に成長していく主人公の姿が描かれていくわけです。

私が思うに、この本や漫画がベストセラーになった要因のひとつは、多くの人が

「この主人公と似たような後悔」を抱えているからなのではないでしょうか。「やめろ！　と声を上げなきゃいけないのに『見て見ぬフリ』をしてしまった」とか、「勇気を出して立ち上がらなきゃいけないのにその場から逃げてしまった」とか、そういう経験は、誰しも持っているものです。言わば「忘れたい過去のあやまち」「思い出したくない嫌な出来事」があって、それを忘れることができないまま〝あのとき、ああすればよかった、こうすればよかった〟という後悔の念がずっと消えずに残っている……。たぶん、心当たりのあるみなさんもいらっしゃるでしょう。中には、ちょっと思い出しただけでいたたまれない気持ちになる人もいるかもしれません。

つまり、そういう後悔の念を長く背負ってきた人たちが、『君たちはどう生きるか』のストーリーに共感したのではないかと思うのです。たぶん、自分の中の「抜け落ちたピース」を埋め合わせるような気持ちで、この本や漫画を読んだという人が多いのではないでしょうか。

「弱い自分」「情けない自分」を認めてしまうほうがいい

おてんとうさまが照らし出すのは、自分の「よい面」だけではありません。おてんとうさまは「ダメな自分」「弱い自分」も容赦なく照らし出します。ここで私が『君たちはどう生きるか』の話を持ち出したのは、そういう自分の中のマイナス部分にもしっかり向き合っていく必要があるということをみなさんに知っておいていただきたいからです。

もっとも私は、『君たちはどう生きるか』の主人公と同じような出来事に遭った場合、「逃げてはいけない」とか「見て見ぬフリをしてはいけない」とかと安易に断定するつもりはありません。

人間はそこまで強くありません。自分に火の粉が及ぶような状況になったら、誰だって自分の身を守ることを優先するものです。「逃げてしまおう」「何もせず、傍観者としてスルーしてしまおう」という選択があってもいい。もちろん、ケースバイケースだとは思いますが、「勇気を奮い起こして立ち向かう」というだけが能ではないと思います。

それに、もし、目の前で揉め事を起こしている相手がナイフや拳銃でも持っていたら、ヘタに正義感を出して立ち向かおうものなら自分の命まで失いかねません。そんなことになったらすべてがオシマイですから、まず自分の身の安全の確保を優先するのは当然のことでしょう。

おそらく、後になってから自分の行いを後悔するかもしれません。勇気がなくてなんの行動もできなかった自分、わが身大事さに「見て見ぬフリ」をして逃げてしまった自分を責める人もいることでしょう。

でも、私はそれでいいのだと思います。誰しもみんな、自分の中に「弱い自分」「情けない自分」がいることを知っています。それこそ普段は見て見ぬフリをして平気な顔をしているのかもしれませんが、ときどき、ここぞという場面で嫌な自分や弱い自分が顔を出してしまうということもちゃんと分かっています。そんな自分が存在しているのは否定しようがないことだし、否定する必要もありません。むしろ、〝めちゃくちゃ口惜しいけれど、自分ってこういうところがあるんだよね〟と、「弱い自分」「情けない自分」がいることを潔く認めてしまうほうがよいのではないでしょうか。

人は学習をして変わっていける生き物です。今日は勇気のない行動、ダメな行動、情けない行動をしてしまったとしても、その行動をしっかり反省して、その反省を明日以降につなげていければそれでよいのです。もし、明日同じような出来事に遭ったら、今度は勇気を出して胸を張れる行動が取れるかもしれませんし、あるいは、昨日と同じように、何もできないまま、何も変わらないままかもしれません。だけど、そのときはまた自分の行動をしっかり反省して、次の日につなげていけばいいのです。

大切なのは、後ろを振り返ってばかりいるのではなく、常に前を向いてどうすればいいのかを考えて変わろうとしていることです。自分が弱くて情けないことはもう十分に分かっている。ただ、そんな自分を変えるために、これから何をすればいいのかを模索していくことが肝心なのです。

そして、私は、日々前を向いて少しずつ自分を変えていくためにも「おてんとうさま」という存在をうまく活用していくといいと思うのです。普段から「おてんとうさまは自分のことを見ている」という意識を持ちつつ、何かの厄介な問題に行き当たるたびに「果たしてこれはおてんとうさまに恥じない行動だろうか」と自問自答をするようにしてみる。そうすれば、きっとみなさんが取る行動は自然に変わっていくはずです。

繰り返しますが、おてんとうさまは自分の「よい面」だけでなく「悪い面」も照らし出します。その照らし出された自分を無視することなく「悪い面」ともちゃんと向き合っていけば、私たちは日々の反省や葛藤を生かしつつ、自分をよりよい方向へ成長させていくことができるのではないでしょうか。

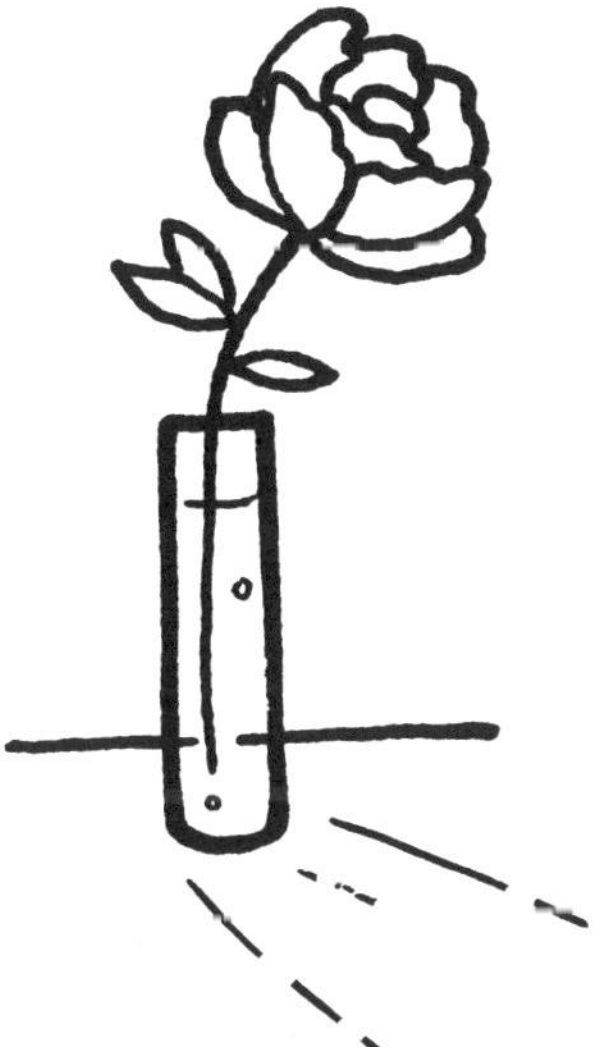

「聖人君子」になろうと
しなくていい。
むしろ、ダメな自分、
できない自分を認めて
リカバリーすることのほうが大事

みなさんは、はからずもダメな行動をしてしまうことがありませんか？　毎日生きていれば、思い通りにいかないこともたくさんあるし、イライラやストレスがたまることだってある。そういうときに、つい良心に背くような「ほめられない行為」をしてしまうことがあるのではないでしょうか。

たとえば、仕事などで自分の後輩が自分よりはるかによい成績を上げたことにジェラシーを感じて、ついその後輩に対して嫌みを言ってしまったとか……。あるいは、いつも仕事が遅くてイライラさせられている部下がいて、ある日システム障害が起きて会社中大騒ぎのときにその部下が相変わらずのろのろしているのを見て、思わずきつく当たり散らしてしまったとか……。

そういうことは、誰にだってあります。ときとして情緒が乱れたり感情が尖ったりして、自分の中の嫌な一面が顔をのぞかせてしまうのは仕方がないこと。たとえ頭では「いい人でいよう」「正しい行いをしよう」と思っていたとしても、自分の思いと裏腹にダメな行動を取ってしまうことはわりと多いものです。

しかし、そう気にすることはありません。そもそも、完璧な人間なんてどこにもいないのですから、基本スタンスとして完璧を目指そうとしないほうがいい。別に「聖人君子」になろうとしなくてもいいし、「正義の味方」であろうとしなくてもいいのです。自分は自分。どんなに立派で完璧な人間を目指していたとしても、自分に至らない部分がたくさんあることは自分が一番分かっているはずです。だから、そういうダメな点や弱い点があるのを認めたうえで、なるべくそういう自分が顔を出してこないように工夫したり努力したりしつつ、日々トライ&エラーを重ねていけばそれでいいのではないでしょうか。

つまり、いつも100点を取ろうとしなくてもいいということ。60点くらい取れていれば上出来。50点でも十分に及第点。たまに20点、30点という悪い点を取って〝ああ、やっちまった……〟というときがあっても、それを奮起の材料にして次回、次々回にリカバリーしていけばいいのです。

先述したように、日々乱れがちな自律神経を整えていくには、その乱れをいかにリカバリーするかが重要なカギとなります。それと同じように、人の行動もブレたり乱れたりするのは日常茶飯事なわけで、ブレや乱れによる失敗や後悔を1日1日リカバリーして立て直していく姿勢が非常に大切です。

そして私は、日々リカバリーをしていくには、「おてんとうさまが見ている」ことを意識しつつ、身近な生活で「よい行い」をしていくのが最もおすすめと考えているわけです。ゴルフでも、最初のドライバーショットで大外しをしてしまったとしても、その後、何度もリカバリーショットを続けていけば、最終的にはまともなスコアに整ってくるもの。そういう要領で、「よい行い」のリカバリーショットを打ちつつ、自分を立て直していけばいいのです。

みなさんも、完璧にやろうなんていう考えは捨てて、リカバリーショットに徹してみてください。どんなに小さな前進だとしても、「よい行い」をしていけば、着実に自分を立て直すことへとつながっていきます。ぜひ、適度に力を抜きつつ、いま自分にできることを小まめにやって立て直していきましょう。

人生はプラスマイナスゼロ。
たとえいろいろな
マイナスがあっても
最終的に少しでも
プラスになればそれでいい

先日、私の出身高校の大規模な同窓会があり、何百人もの聴衆を前に講演をさせていただく機会がありました。同窓会と言っても平均年齢が高く、中心になる年齢層は50代、60代です。

こうした同窓会では、じつにさまざまな人が集うことになります。成功した人もいれば失敗した人もいる。会社のトップで活躍している人、失業して無職状態の人、田舎暮らしを始めた人、定年後第2の人生を歩もうとしている人……本当に職業も地位も境遇もさまざまです。ただ、それでもみんなで一堂に会するとなんの分け隔てもなくなり、若いときの感覚がよみがえってきてなんとなく元気になるから不思議なものです。

そのときの講演で私が話したのは「人生はプラスマイナスゼロでいい」というテーマでした。

長い人生の中ではうまくいくときもあれば失敗するときもあります。仕事だってひょんなことで成功して昇進するときもあれば、つまらないことで失態をおかして降格することもある。言わば、プラスのときもあれば、マイナスのときもあるわけですよね。私たちの人生を長いスパンで見てみれば、プラスになったりマイナスになったりの浮き沈みを延々と繰り返しているようなもの。その結果、思い通りの人生を送っている人もいるし、なかなか思い通りにいかず失意の人生を送っている人もいます。中には、同じくらいの年齢の人たちと比べて〝だいぶ差がついてしまった〟と感じている人もいるかもしれません。

ただ、生きているうちはいろいろな人生があるにしても、「いつか死ぬ」という点だけはみんな平等です。そして私は、人間はいつか死ぬときに、これまでのプラスマイナスをゼロにしていくことが大事だと思うのです。プラマイゼロであれば「自分の人生いろいろあったけど、まあ、トントンだった」と納得することができます。また、もう少し欲を言えば、いつか死ぬときにプラスマイナス収支がほんのわずかでもプラスになるようにしていきたいところ。たとえこれまでいろいろなマイナスがあったとしても、人生の総決算で最終的に少しでもプラスが上回れば、それだけで「自分の人生は十分成功だった」と言うことができます。

そういったことを健康管理や自律神経の話を交えながら、同窓会の講演会で話したのです。講演の後で開かれた懇親会では、多くの同窓生から「プラマイゼロでいいと言われたら、急に気持ちがラクになった」「おかげで自分の人生を前向きにまっとうしていく希望が持てた」といった言葉をもらいました。

最終的に人生をプラスにするために、いまからできること

では、「人生はプラスマイナスゼロ」ということを頭の隅に入れていただいて、この本のテーマに戻りましょう。

みなさんは、陰徳を積んだり善行を積んだりして「よい行い」をしたときに、人生に「プラスの加点」がついたような気持ちにならないでしょうか。私はそういう感覚を持つのは、けっこう大切ではないかと思うのです。

たとえば、「今日は道端のゴミを拾ってゴミ箱に捨てたからプラス1点」「今日は電車の中でお年寄りに席を譲ったからプラス3点」といったように、得点意識を持って「よい行い」をしていったとしたらどうでしょう。そうやって日々少しずつでも「よい行い」を積み重ねていけば、いつしかプラスの加点も積み重なっていくことでしょう。そうすればきっと、人生の最後で収支決算をプラスにしていきやすくなるはずです。

もちろん、1日の中でマイナスになる出来事もあるでしょう。「小さなウソをついた……マイナス1点」「電車で寝たフリをして席を譲らなかった……マイナス3点」「部下を大声で怒鳴ってしまった……マイナス5点」といったように、マイナスばかりかさんでしまうような日もあるかもしれません。

でも、そういうときは、マイナスになった分をプラスの善行を積んで取り返して、1日1日「プラマイゼロ」にしていけばいいのです。すなわち、「1日に3個マイナスのことをしてしまったら、1日3個はよい行いをしよう」といったように、小まめにリカバリーをして最終的に「プラマイゼロ」「少しだけプラス」の状態にしていけばいいわけです。

なお、この際、「1日によい行いばかりをして高得点にしよう」なんて思うとかえって疲れてしまいます。だから、あまり高望みはせず、1日1日「プラマイゼロになれば十分」「少しでもプラスになれば、その日は最高の出来」というくらいの謙虚な姿勢で行くほうがいいでしょう。

私は思うのですが、私たちのそういった部分も、おてんとうさまはちゃんと見ているのではないでしょうか。

きっと、1日1日プラマイゼロを心がけて「おてんとうさまに恥じない生き方」をしてきた人は、いつか人生を終えようというときに、自分の生涯を最終的にプラスにできることでしょう。そして、後悔なく幸せに逝くことができるでしょう。

私は、「おてんとうさまはちゃんと見てくれている」し意識しながら、陰徳や善行を積んでいけば、いつかその行動が報われる日が来ると思っています。少なくとも、それによって最終的に幸せな人生を送れる可能性は確実に高まるのではないでしょうか。

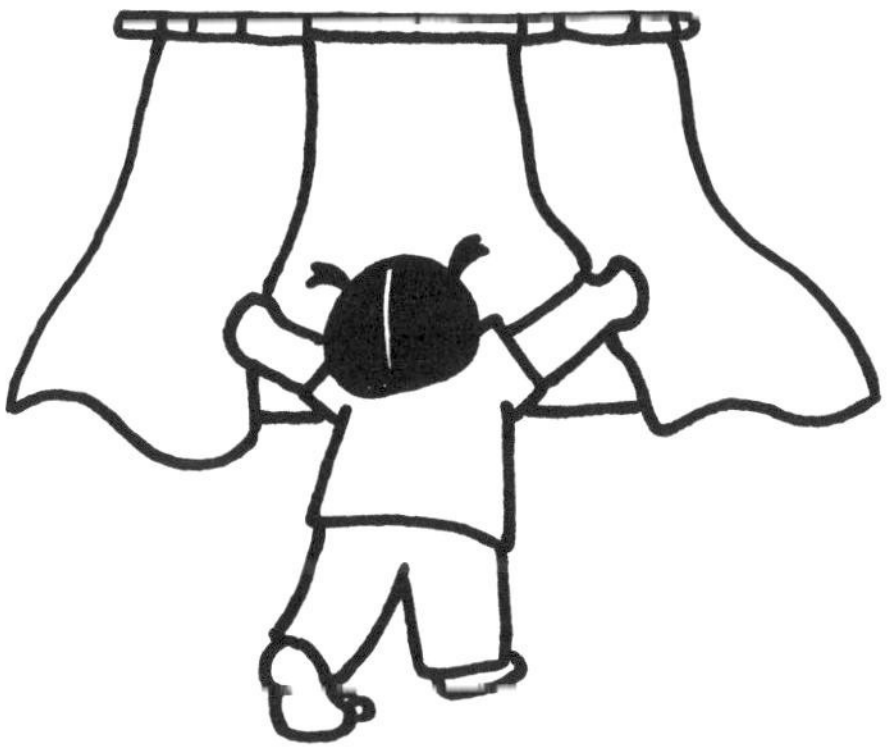

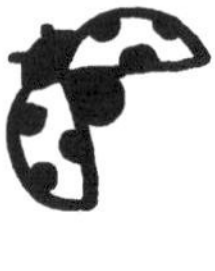
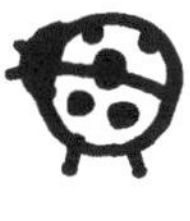

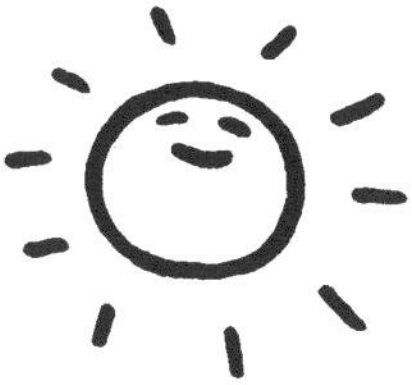

PART❷

自分を律して「よい行い」をしていると、「運」が寄ってくる

自律神経は「自分を律する」ことによって整えられる神経である

自律神経は医学的には、意識的な努力に関係なく、自動的に心身機能を制御している神経だとされています。呼吸、血流、血圧、心拍数、体温、内臓の動き——そうした生命維持に不可欠な機能を私たちの意思を通さずとも勝手に自動調節しているシステムであるわけです。

そしてこれは、自律神経が「基本的に自分の意思ではコントロールできない」ということを示しています。たしかに、「さあ、血圧を下げるぞ」「ちょっと心拍数を上げよう」とがんばって意識をしても、血圧を下げることもできないし、心拍数を上げることもできませんよね。まあ、「呼吸のリズムをスローにして自律神経を落ち着かせる」など、意識して調節できる部分も多少はあるのですが、一般常識的には「自分の意思や行動で意図的に自律神経をコントロールしたり整えたりするのは難しい」ということになっています。

しかし——

私は長年自律神経を研究してきた者として、あえてこの「常識」に逆らいたいと思います。じつは、自律神経は意識的に考え方や行動を変えていくことでコントロールできる神経なのです。

そもそも私は、自律神経の「自律」という語には、「自分で（自分の行動を）律する」という意が含まれていると解釈しています。

つまり、「自律」とは、きちんとあいさつをしたり、散らかっているものを片づけたり、困っている人を助けたりといった「自分なりの行動ルールで自分を律すること」を意味しているということ。そして、普段からこうしたルールで自分を律して行動をしていれば、自律神経を整えて心や体の調子を上げていくことができる。簡単に言えば、「自律神経は、『正しい行い』をすることで、『正しく働く』ようになる神経」なのです。

では、その「正しい行い」とはいったいどういうことなのかと言うと、一番大切になるのは「基本的なルールをしっかり守ること」です。たとえば、「あいさつ」「早寝早起き」「片づけ」「整理整頓」「礼儀正しくする」「言葉遣いをていねいにする」「モノを大切にする」「他人に親切にする」といった、日常を気持ちよくスムーズに営むための〝基本ルール〟をまず徹底することがカギになります。〝どれも幼稚園生の子どもに対して親が言い聞かせているようなことばかりじゃないか〟と思う方もいらっしゃるでしょうが、まさにそういう〝日々のお約束事の基本〟をおろそかにしないでちゃんと実践することが重要なのです。

自律神経とは、ある意味人間の生命活動のベースを生み出しているシステム。ですから、こういった幼い子どもをしつけるような「ベース部分の行動ルール」を手を抜かずに実践して、生活の基盤やリズムを整えていく必要があるのです。そのベースが整っていてこそ、自律神経がリズムよく働き出すと考えてください。近年は大人でも、「幼稚園生でも守れるような基本」ができていない人が少なくないので、決して甘く見ることはできません。

そして、そのベースを万全に整えたうえで、さらに調子を上げていくには、日々陰徳を積んだり善行を積んだりして、できるだけ「よい行い」を心がけていくといいのです。ＰＡＲＴ１でも述べたように、普段から「よい行い」をしていると、自律神経が整い、心と体のコンディションが整えられて、健康、仕事、スポーツなどの調子が着実に「よい流れ」へと変わっていくようになります。

だから、自分をよりよい流れに乗せていきたいなら、こういった「自律（自分を律すること）の大切さ」を十分理解したうえで、自分なりの行動ルールを決め、それを日々実践していくようにするといいのです。

自分の軸をしっかり持って行動を律することが大事

ただ、自分を律するにあたり、肝《きも》に銘《めい》じておいてほしいことがあります。それは「あくまで、自分で決めて、自分の意思で行動する」という点です。

言い換えれば、いちいち他人に左右されているようではダメ。「他人にほめられたいから正しい行いをする」とか、「他人や周囲が見ているからよい行いをする」

というのもほとんど意味がありません。

いまの時代は、他人の目を気にしたり周囲に振り回されたりする人が多いからこそ、自分の軸をしっかり持ったうえで、自分の意思で行動を律していく姿勢が大事なのです。

それに、「自分はこうすることに決めた」「自分はこのルールで行動する」という確固たる意思のもと、自分の軸を持って行動するほうが、自律神経がよりよい状態に律せられやすいのです。そのほうが好調をキープしやすくなると言ってもいいでしょう。

他人の動向に影響されていると、どうしても自分への評価を気にしてしまい、行動にブレや迷いが生じやすくなるのですが、自分の軸をしっかり持って行動していれば、ブレや迷いなどの雑念が入る余地がなく、日々筋の通った行動を取ることができます。自律神経を好調にシフトしていくには、普段の行動にそういう〝筋の通った分かりやすさ〟があるほうがいいのです。

とにかく、みなさんも他人や周囲は気にせず、自分で決めたことを実行に移してみてください。誰しも、自分に対してはごまかしがききません。よいことも悪いことも、自分が何をやったか、どういう行動をしたかは、自分自身が一番よく分かっています。そういうリアルな自分の姿から目を逸《そ》らすことなく、日々の行動によって一歩一歩自分を変えていきましょう。

このPART2では、日常において実際どのように自分を律して行動をすればいいのか、自分を律することでいったいどのような恩恵がもたらされるのかといった点を中心に述べていきます。

ぜひみなさんも、自分なりのルールを決め、自分の軸をしっかり持って行動して、自分を好調な流れに乗せていくようにしてください。

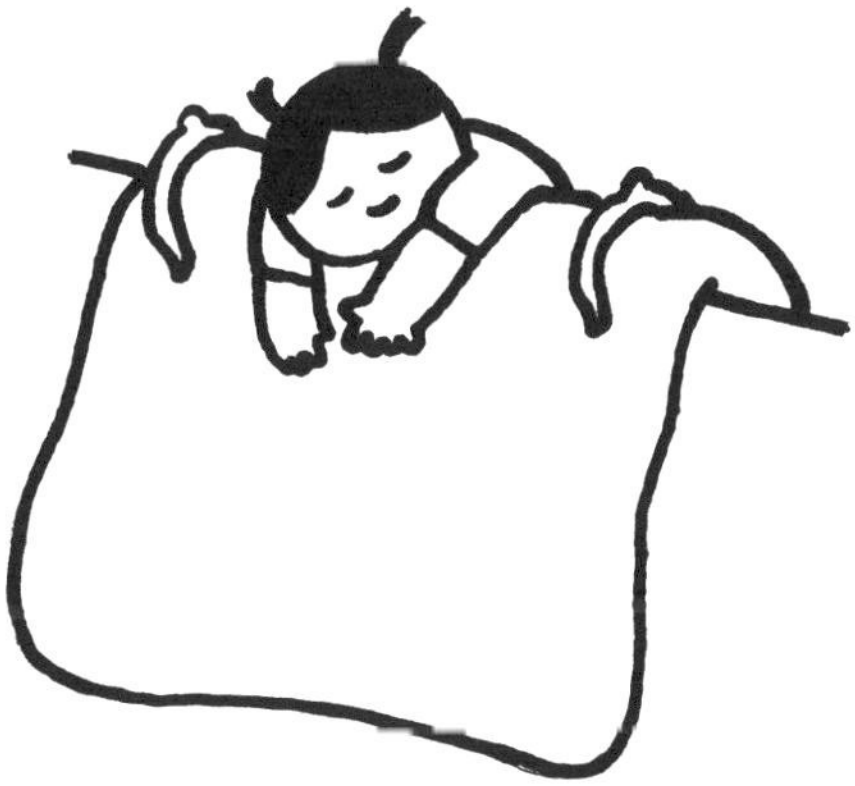

なぜ、超一流の人は「あいさつ」や「敬語」を大事にするのか

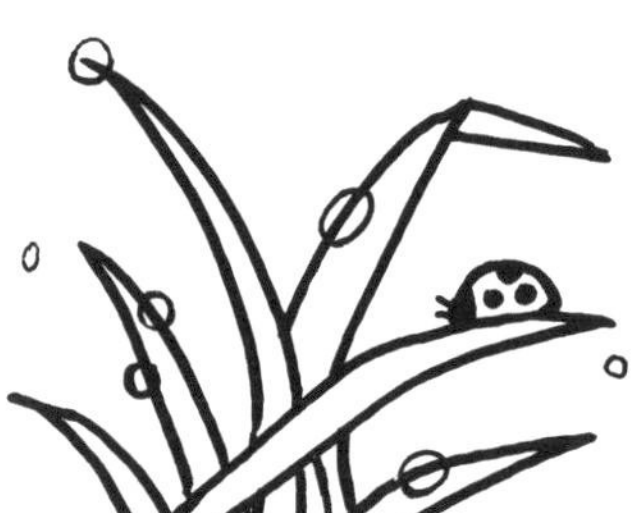

自分の行動を律することで自律神経を整え、日々正しい行動を取ることで好調を招き寄せていく――。

それを実現するためのもっとも簡単な行動は「あいさつをすること」かもしれません。元気よく笑顔でするあいさつには、一瞬で自律神経のバランスを整える作用があります。「おはよう」「こんにちは」「ありがとう」「いただきます」……。どんなあいさつも、タイミングよくはっきりと言葉に出すことができると、その場の雰囲気がパッとよくなるものです。

とりわけ大事にしたいのが、朝一番のあいさつ。「おはようございます！」と最初のあいさつがいい感じに決まると、気分もいいし、背すじが伸びて心身がピシッと引き締まります。仕事などのモチベーションも高まって、1日を調子よく過ごすことができるのです。

「あいさつは、大きな声で明るく笑顔で」など、本当に小さな子どもへのしつけみたいですが、じつは自分の調子をよりよい状態にキープしていくには、こういう

「基本のキ」の部分を怠りなく磨いていく姿勢が非常に大事なのです。

その証拠に、スポーツ界でもビジネス界でも、超一流の人物には「あいさつ」や「言葉遣い」を大変重要視している人が多いものです。きっとそういう人たちは、一事が万事であり、スポーツや仕事などで自分のパフォーマンスを調子よくキープしていくには、あいさつや言葉遣いなどの身近な生活の細部に神経を注ぐことが大切だということを知り抜いているのでしょう。

そういえば、サッカー界のレジェンド、キングカズこと三浦知良選手は、どんなに年下であろうとも、チームの仲間や友人に対して敬語を使うそうです。カズ選手は50代も後半となり、クラブチームの若手選手とは親子ほども年が離れているはず。そういう相手に対しても、尊敬の気持ちを忘れることなく、敬語を使ったていねいな言葉遣いで話しているのだと言います。このように、日常生活の中の見過ごしがちな部分やおろそかになりがちな部分にもきちんと気にかけて、そこに〝温かい血を通わせていく姿勢〟こそ、超一流の証しなのです。

あいさつの仕方を変えたり言葉遣いをていねいに変えたりするくらいであれば、「よい行いの第一歩」として、誰でも手軽に実践することができます。たとえば、朝、オフィスに出社した際にいつもぶすっとした顔で「おはよう」と言うだけだったのを、明るくはきはきとした声で「おはようございます！」と言うようにするだけでも、日々の気分や調子は大きく違ってくるでしょう。また、部下や後輩に何かの用事を頼む際に、「○○君、○○をやっておいて」と言っていたのを、「○○さん、すみませんが○○をお願いできますか」とすれば、それだけで社内での好感度や信頼度が大きくアップするはずです。

このように、「自分を律して変えられる行動」は、生活の身近な部分にたくさんあるもの。そして、こういう「ちょっとした行動の変化」がきっかけとなって、その後の人生がダイナミックに変わっていくことだって決して少なくはないのです。

「お年寄りには席を譲る」
と決めておく。
自分の中で
ルール化しておけば、
迷わないしブレない

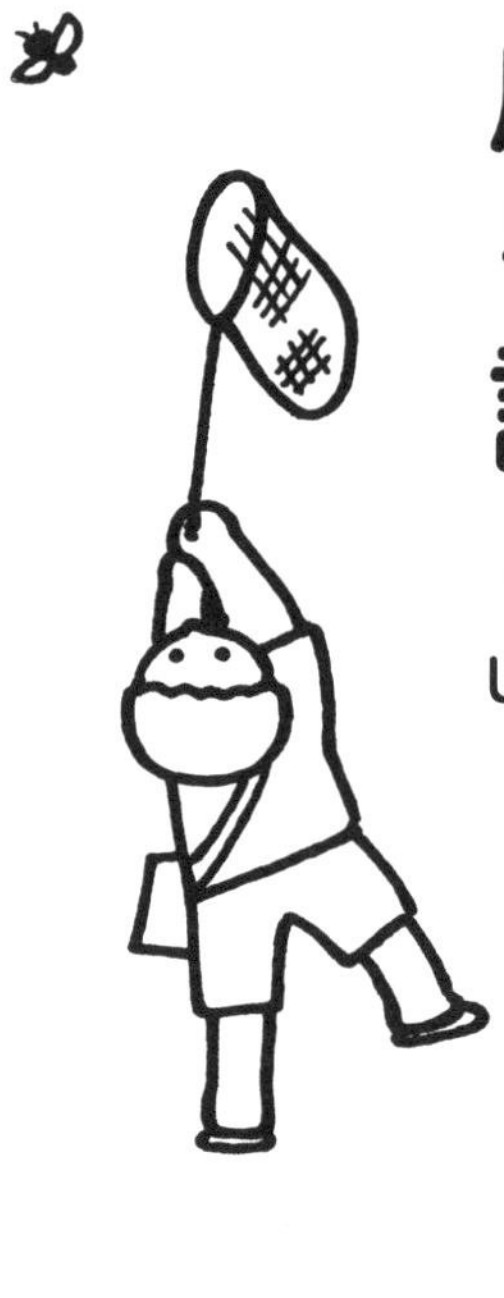

電車の中でお年寄りに席を譲る——人に親切にする「よい行い」としては、最も頭に浮かびやすい行動シーンではないでしょうか。

ただ、この〝ポピュラーな善行〟は、慣れていないと意外に実践するのが難しいものです。たとえば、席を譲るべきかやめるべきかを躊躇《ちゅうちょ》して、声かけのタイミングが遅れてしまったらもう大変です。〝どうしよう、どうしよう……やっぱり譲るべきかなあ……でも、めちゃくちゃ高齢でもないみたいだし……次の駅で降りそうな雰囲気もあるし……どうしよう……ああ、譲るにしてもだいぶ時間が経っちゃったな……ええい、このまま寝たフリをしちゃおうか〟——。このように、タイミングを逸してしまうと、心の中でさんざん迷ったあげく、意に反した残念な方向に展開しがちになります。

では、こうした迷いに陥ることなく席を譲るにはどうすればいいのか。

それには、「電車内でお年寄りが近くに立ったら、必ずすぐに席を立つ」と自分の中でルール化してしまうのがおすすめです。

もう「席を譲らない」という選択肢はナシ。「必ず席を譲る」のが自分の中の〝絶対のオキテ〟だと決めておいて、お年寄りが自分の近くに来たら、その瞬間、自動的にパッと席を立つように意識づけしておくのです。

そうすれば、躊躇している暇もないし、ブレたり迷ったりしなくて済みます。たぶん、慣れてくれば、スッと立って座を譲れるようになるでしょう。何事もそうだと思いますが、「こういうときは、自分は必ずこうする」という自分の行動ルールを決めておくと、ぐずぐず迷っている時間を省くことができるのです。

なお、みなさんの中には電車内で席を譲ろうとして「嫌な思い」をした人もいらっしゃるかと思います。相手から「そんなに年じゃないわよ！」と食ってかかられたり、「健康のために立ってるんだ！　邪魔するな」と怒られたり……。中には、そういう経験をしたために、席を譲るのに二の足を踏んでしまうという人もいるかもしれません。

でも、自分の中で「席を立つ」とルール化していると、それくらいのことではめげなくなります。「これは絶対やる」と決めていると、相手から嫌な反応が返ってきても「これは自分のルールだ。ルールを守るために自分が勝手にやっていることなんだから、残念な結果になってもしようがない」と思えるようになります。

それに、相手がどういう反応を示そうとも、「結果」にはあまり左右されないほうがいいのです。極端に言えば、「電車内でお年寄りに席を譲るのは自分が自己満足でやっていることなのだから、相手がどう反応しようと関係ない」というくらいに思っていればいい。もちろん、席を譲った相手からよろこばれればそれに越したことはないのですが、あくまで「他人は関係なく、自分がいつも通りに行動することが重要なんだ」と考えるほうがいいでしょう。

とにかく、このように自分で決めたルール通りに行動をしていると、着実に「迷わない自分」「ブレない自分」がつくられていくようになります。そして、他人や周囲に影響されることなく自分で決めた行動をするという自信がついてくるものなのです。一番大切にしていくべきは、その「自信」なのではないでしょうか。

「片づけ」は自律神経を整える基本行動である

みなさんの中には、陰徳を積んだり善行を積んだりといった「よい行い」を実行することに、ちょっと高いハードルを感じている人もいらっしゃるかもしれません。また、「よい行い」をすると言っても、何から始めていいか分からないという人もいらっしゃるかもしれません。

そういう方々に、ぜひ最初にやってみていただきたい行動が「片づけ」です。部屋をきれいに片づけたり、本棚や引き出しを整理整頓したり、不要になったものを思い切って捨てたりするのは、自律神経を整えるもっとも基本的な行動のひとつなのです。

いったいなぜ、片づけで自律神経が整えられるのか。

たとえば、みなさんは部屋の片づけをした後、気分がすっきりしてストレスや迷いが消えたような気になることはありませんか？　それは、心の中でもやもやしていたものや雑然と散らかっていたものが整理されたという証拠。片づけをしたり整理したりする作業は、そのまま自分の内部をすっきり整えることにつながっているのです。

片づけ作業をすると自然に呼吸が深くなり、自律神経バランスがよくなって心身が落ち着くようになります。すると、自分の心の中にほったらかしにしていた悩みや迷いなどの雑多な情報もいつの間にかきれいに整頓されてくる。それで心身がすっきりして晴れ晴れとした気持ちになるわけです。

それに、普段から片づけや整理整頓をしていると、何かが必要になったときに、その何かがパッと出てくることになります。そうすれば、「あれ、どこ行ったかな」といちいち探さなくて済みますし、「もしかしてなくしたのかな」という不安や焦りにも捉われずに済みますよね。一見どうでもいいことのように思えるかもしれませんが、これは、日々心と体のコンディションを良好にキープしていくうえでかなり重要なことなのです。

なお、片づけにもいろいろなやり方があるでしょうが、私は「1日1カ所の片づけ」をおすすめしています。これは「今日は机の一番上の引き出し」「明日は棚の上」「日曜日はクローゼット」といったように、毎日場所を決めて、1カ所ずつ、少しずつ片づけていくやり方。帰宅後などに1カ所ずつ片づけていくと、日中の活動で乱れた自律神経バランスをすんなりリセットすることができます。日々習慣にしていけば、コンスタントに自分のよい調子を維持していくのに大いに役立つはずです。

片づけは自然に善行ができるようになるための第一歩

片づけや整理整頓などの行動には、陰徳や善行を積む行動と多くの共通点があります。

なんと言っても一番の共通点は「やった後の気持ちよさ」です。「片づけ」も「よい行い」も、「困った状態」「汚れた状態」を「望ましい状態」「きれいな状態」へと改善しているわけで、それをやり切ったときに、爽快感や達成感とともに自分をほめてあげたいような感覚が得られることになります。

それに、「片づけ」も「よい行い」も、自分の力で目の前の状況を好転させている行動であり、日々続けていると「自分はやれる・できる」という自己効力感が高まってくるようになります。また、「自分はこれでいい・大丈夫だ」という自己肯定感が高まってくる場合も少なくありません。

そして、こういうふうに気持ちよさがクセになってきたり自己評価が高まってきたりすると、「もっと片づけよう」「もっとよい行いをしよう」といった意欲ややる気が自然に湧いてきて、自分がとる行動がどんどんポジティブになっていくものなのです。

私自身もそうなのですが、「片づけの気持ちよさに目覚めてしまった人」は、自分のテリトリー内で「乱れた場所」「散らかった場所」や「困った状態に陥っている人」などを見かけると、だんだんその場を素通りできなくなってきます。たとえば、小さなゴミも「あ、あそこに落ちているな」というのが目に入りやすくなるし、玄関の靴も向きが曲がって脱いであるのが目につくようになる。通勤途中、駅の階段でベビーカーを上げようとしている女性を見かけたら、手伝わずに通り過ぎることもできなくなります。そういうふうに、乱れた状態や困った状態を何もせず通過する自分が許せなくなってくるのです。

また、こういう「片づけずにいられない人」は、次第に活動の場を広げて、自分のテリトリー以外でも片づけや善行を積むようになっていきます。自分の部屋を片づけたり自分のかばんを整理したりしているだけでは自分が気持ちいいだけですが、会社や公園、道路などの「みんなが使う場所」を片づけたりすれば、自分だけでなく「みんな」が気持ちよくなります。また、そういう場所で「他人」を助けたり親切にしたりすれば、自分だけでなく「他人」もいい気持ちになってよろこんでくれます。

このように人の役に立つとより大きな快感やよろこびが得られることを知ってしまうと、その快感やよろこびにすっかりハマってしまい、自分から積極的に陰徳や善行を積むようになっていくのです。

こうした状態になると、もう意識せずとも自然に体が動いて「よい行い」をするようになっていくはず。きっと、毎日「今日は何をしようか」とワクワクするようになっていくのではないでしょうか。

つまり、「片づけ」の快感に目覚めるのは、自然に「よい行いができる人」になっていくための第一歩なのです。

だから、ぜひみなさんも、身近なものをきれいに片づけることからスタートして、その気持ちよさが分かってきたら、少しずつ「片づけや善行の範囲」を広げていってみてはどうでしょうか。

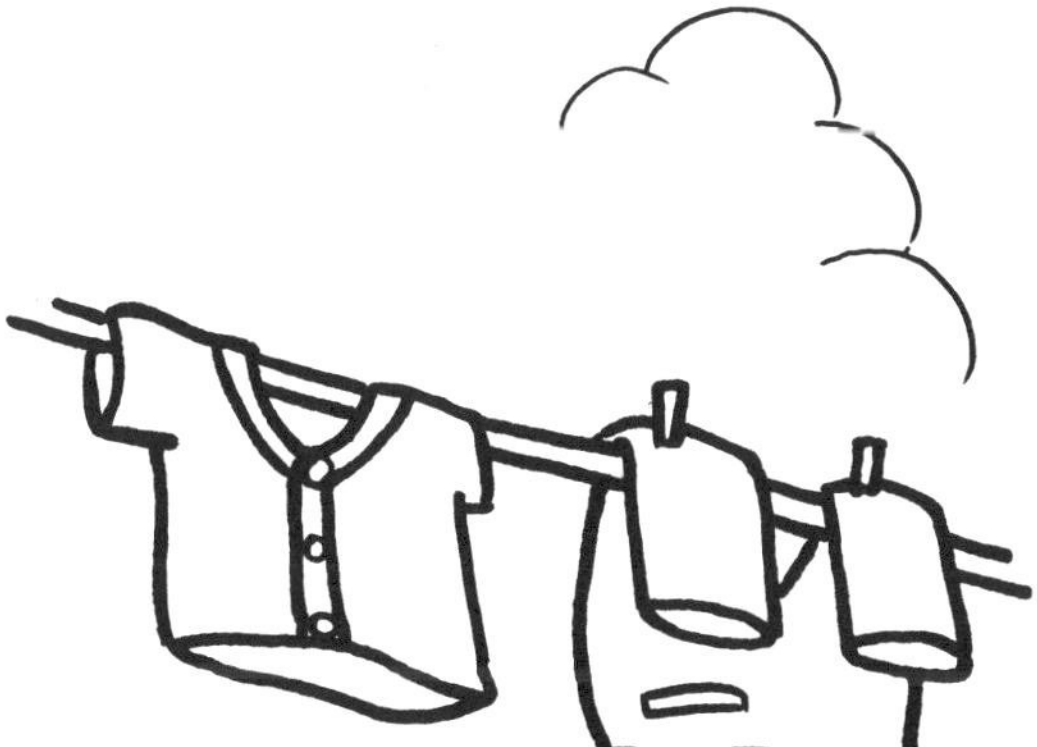

見習うべきは「修行僧の生活」!? 自分を律するには生活の行動リズムを正すことも大切

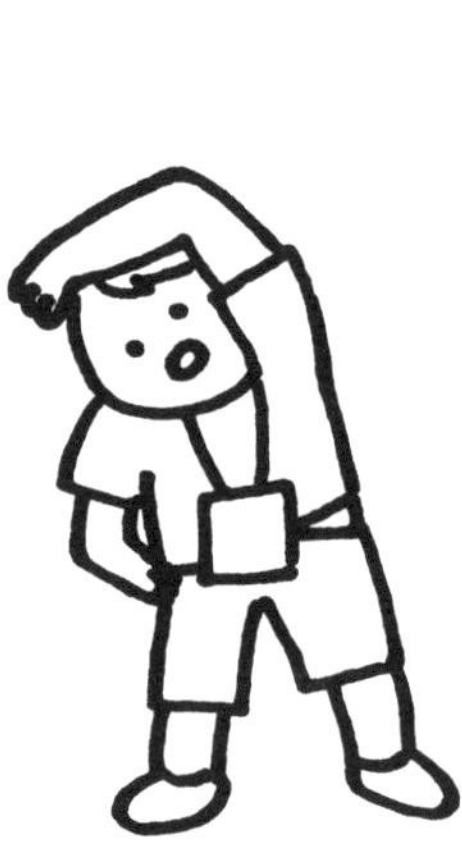

みなさんは、やらなければいけない「日常の小さなこと」をついつい先延ばしにしてしまってはいませんか？

たとえば、「玄関の置物にだいぶほこりがたまっているけど、ついそのままにしてしまっている」とか、「家の前の道にたまった枯れ葉を掃除しなくちゃと思っているのだけど、もう2週間も放っている」とか、「あの人にメールで出欠の返事をしなくちゃならないのだけど、忙しくてそのままにしている」とか、「早寝早起きが大事なのは分かっていても、つい夜更かしをしてしまっている」とか……。こういうことは、数え始めたらキリがないかもしれません。

どれも「ささいなこと」に思えるかもしれませんが、じつはこういう「小さな用事」や「つまらない悩み」も日々たくさんたまってくると自律神経を乱す大きな要因になってくるのです。あれこれと小さな懸案がたまってくると頭の中が「やらなきゃいけないこと」だらけで散らかり放題になり、いつしかひとつひとつ片づけて掃除をするのが面倒になってしまいますね。そうすると、日々の行動に余裕がなくなって、仕事などのパフォーマンスにも悪影響が出るようになってしまいかねません。

ですから、「日常のやらなきゃいけない小さなこと」をほったらかしにしないほうがいい。そういう用事や悩みはため込まず、できるだけスピーディーに解決するよう心がけるべきでしょう。そのうえで、自分を「どうでもいい小さなことで悩まない状態」にしておくことが大切なのです。

〝修行僧的な生活改善〟の意識を持とう

そして、どうでもいい小さなことで悩まないようにするには、自分で生活のルールを決めて行動を律していく姿勢が必要になってくるのです。

とりわけ重要なのは「規則正しい生活リズム」を身につけること。日々規則正しいリズムで行動をしていれば、小さな用事やつまらない悩みは、それほどたまりません。また、規則正しく行動しているほうが時間的にも精神的にも余裕ができて、ちょっと空いた時間などに用事や悩みを解決できるものなのです。

私は、理想となる姿は「修行僧の生活」だと思います。

修行に励む若いお坊さんたちは、毎日の生活の身近な部分から己を整え上げていきます。早朝に起きて勤行をし、塵ひとつ落ちていないくらいに境内の掃除をし、決まった時間に簡素な食事を摂り……そうやって、1日1日、小さな部分を決しておろそかにすることなく規律的で折り目正しい修行生活を送っているわけです。きっと、日々厳しいルールを決めて、それを逐一守って行動することが、心身の安定や余裕をもたらして、ブレない自分、揺るがない自分の形成につながると分かっているのでしょう。

また、理想となる姿といえば、先に取り上げたメジャーリーガーの大谷翔平選手は、日々睡眠時間をたっぷり取り、飲みに行ったりハメを外したりすることもなく、生活のリズムにとても気を遣っているのが有名ですね。

アメリカでは西海岸と東海岸とで時差があり、メジャーリーグの選手たちはそういう中、全米各地の球場を大移動しながら試合をしているわけで、当然、体調を維持していくには、日々生活リズムをしっかり自己管理しなくてはなりません。生活の乱れはパフォーマンスの乱れに直結しますから、万が一にもつまらないことで調子を狂わせないように準備しなくてはならない。だから大谷選手は、まるで修行僧のようにストイックで折り目正しい生活を送り、身辺の細かな部分にまで神経を注いでコンディションづくりに万全を期しているわけです。おそらく、毎日の規則正しいルーティンが、ブレたり揺らいだりせず、自分らしいパフォーマンスを発揮することにつながるということを熟知しているのでしょう。

まあ、別に私は「修行僧のような厳格な生活をしろ」とも言いませんし、「大谷選手のようなストイックなルーティンを持て」とも言いません。私たちはそこまで厳しく行動を律する必要はないと思いますし、やろうとしたところでそう簡単にはできないと思います。

ただ、〝修行僧的な生活改善の意識〟はどこかで持っておくべきではないでしょうか。つまり、毎日の生活リズムに気をつけたり、生活の細かい部分を大事にしたりする行動を「自分を整え、自分を高めるための修行」のような感覚で実践していくのです。

先にも述べましたが、「どうでもいいと思うような小さなこと」から日々の生活を改善していくことは「調子のいい流れ」をつかんでいくことにつながります。自分の足元の生活に光を当ててみれば、「どうでもいいやとスルーしてきたことや先延ばしにしてきたこと」がたくさん見つかるはず。そうした点を見直して、できそうなことから改善して「いい流れ」をつかんでいくといいでしょう。

きっと、毎日を修行だと思って生活の小さな部分をひとつひとつ改善していくと、そのうち「自分にとって本当に重要なことはなんなのか」がだんだん見えてくるようになるのではないでしょうか。

「今日はどんなよいことをしようか」と考えていると、毎日がワクワクしてくるようになる

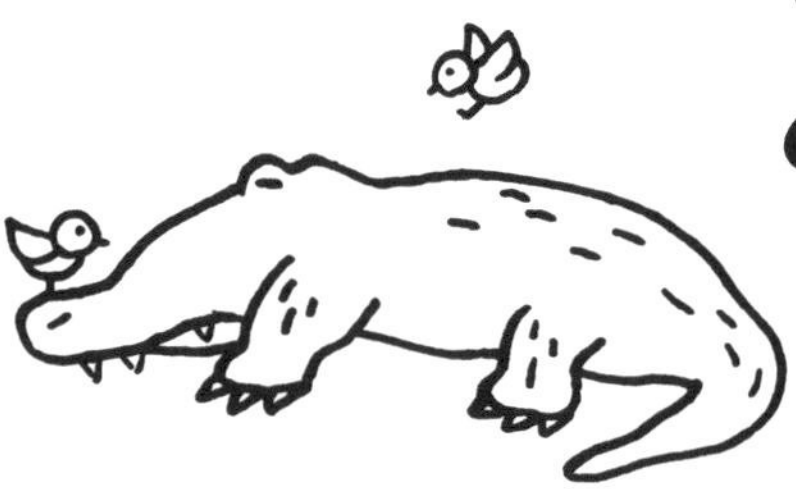

笠置シヅ子さんが歌った「東京ブギウギ」には、「心ズキズキワクワク」というフレーズが出てきます。２０２３年に放送されたＮＨＫの連続テレビ小説「ブギウギ」でも、この名曲が生まれるシーンで紹介されていましたが、「ドキドキワクワク」ではなく「ズキズキワクワク」としたところが素晴らしいですよね。まさに〝最上級のワクワク〟という感じが表現されています。

人間にとって「ワクワクすること」は非常に大事です。いかに毎日をワクワクして生きることができるか——それによって、日々の人生を生きる充実度が決まってくると言ってもいいでしょう。

一番理想的なのは、朝、１日のスタート時に「今日は久々に○○さんと会えるのが楽しみだ」とか、「今日は○○の仕事をまとめ上げるのが楽しみだ」とかといったように、常に何かしら「ワクワクするような用事」があることです。

ただ、これがけっこう難しい。大多数の人は、毎日なんの変哲もない平凡な日常を送っているのが普通です。いつもと同じように起きて、いつもと同じように会社に行って、いつもと同じように帰ってくる……。みなさんの中にも、刺激やときめきの少ない日々を繰り返している人が少なくないのではないでしょうか。とりわけ、年を取ると「何か楽しいことをしたい」「新しいことにチャレンジしてみたい」といった意欲やパワーが落ちてくるため、日々の「ワクワク度」がどんどん縮小していってしまう傾向があります。

しかし、そういうふうにワクワクのない日々を送っているのは、みすみす自分を衰えさせているようなもの。私たち人間はワクワク感という〝栄養〟がないと、枯れて萎《しな》びてゆく植物のように、心も体も老い衰えていってしまうものなのです。

では、いったいどうしたらいいのか。まず、こういうことは、受け身の姿勢で待っていてはダメです。いくら待っていたところで日々淡々と流されてしまうだけで、刺激やときめきは一向にやって来てくれません。

ですから、自分から積極的に仕掛けていって「ワクワクするようなこと」をつくり出していくべき。ちょっとでも自分の心の琴線に触れるような物事を頭にしっかかりインプットしておいて、その物事を〝ワクワクするような栄養〟に変えていくようにに工夫していくべきなのです。

そして私は、陰徳を積んだり善行を積んだりする行為が、日々をワクワクさせる重要な仕掛けになると考えています。

先にも述べたように、日々「よい行い」をしていると、その度に快感やよろこびが得られるようになり、善行を積むのが楽しみになってくるもの。その楽しみにハマってくると、だんだん「今日はどんないいことをしようか」とワクワクするようになっていくものなのです。

ですから、みなさんも「ワクワクした日常」を取り戻したいと思うなら、1日に何かひとつ「よい行い」をすることからスタートしてみてはいかがでしょう。

ワクワクの刺激があると、自律神経も高いレベルで安定して、心身に好調をもたらすようになっていきます。さあ、みなさんも「退屈で代わり映えのしない日常」を「ズキズキワクワク」へと変えていきましょう。

善か悪かはそう簡単に
割り切れない。
どうすべきか迷ったときは、
おてんとうさまに
自分を照らし合わせる

どんな人間にも「ダークサイド」はある――私はそう思っています。映画『スター・ウォーズ』では、心の弱さゆえに憎悪や怒り、恐怖などのマイナス感情に屈してしまうと、「フォースのダークサイド（暗黒面）に堕《お》ちる」というストーリーが描かれていましたね。

もちろん、私たち人間はマイナス感情に支配されることなく、ダークサイドに堕ちないように暮らしていくことが大切です。マイナス感情に支配されて悪の道に入ってしまうと、社会的にも生きづらくなるでしょうし、心身にもさまざまな悪影響がもたらされることになります。

そもそも人間の体は善悪に正直に反応するようにできていて、日々「善」の人として生きていれば、自律神経が整い、血流や呼吸もよくなって、全身の機能がよい方向へと働き出します。一方、「悪」に染まって悪い行いをしていると、自律神経が乱れ、血流や呼吸も悪くなって、全身の機能がどんどん乱れる方向へと傾いていってしまうものなのです。

ですから、やはり私たちは、先々まで自分の体を健康に維持していきたいなら、日々「悪」のサイドを避け、「善」のサイドで生きるよう心がけていくほうがいいのです。

もっとも、「善」か「悪」かは、そう簡単に割り切れるものではありません。善と悪の境目はけっこう曖昧であり、「ここまでは善で、ここから先は悪」といった基準は人それぞれに違います。善悪の価値観も人によっても大きく違い、ある人にとって正義であることが、ある人にとっては迷惑千万なことであるといったケースもまったくめずらしくありません。

それに、そもそも「100%善」の人なんていませんし、誰の心にもちょっとした「悪」は存在しているもの。程度の差はあるとしても、すべての人に「ダークサイド」はあるし、誰しもいつそちら側に堕ちてもおかしくないリスクを抱えているのです。あくまで例ですが、誰も見ていない状況、誰にもバレない状況で自分の目の前に何億もの札束が置かれていたとしたら、100%の自信を持って「自分はいっさい手を触れません」と言い切れる人は、たぶんそう多くないのではないでしょうか。

つまり、私が言いたいのは、人間は誰しも「善」と「悪」のはざまで揺れ動いている存在なのだということ。善悪のはざまで、どちらへ行くべきかで迷うのは、まったく当たり前のことだと思います。

そう言えば、昔の漫画やアニメでは、悪い行いをするかよい行いをするかで迷ったときに、主人公の肩のあたりで小さい「天使ちゃん」と「悪魔くん」が言い争いをするシーンが描かれていましたよね。もちろん、天使ちゃんが勝つか、悪魔くんが勝つかは人によりけりで、「天使の８勝２敗」の人もいれば「悪魔の９勝１敗」の人もいるでしょう。

そうした葛藤や迷いがある中で、やはり私たちは、なるべく天使ちゃんサイドの勝率を上げるように、自分という人間を方向づけていく必要があるのだろうと思います。

おてんとうさまは人生で道を誤らないためのパートナー

では、このように善悪のはざまで迷ったとき、天使ちゃんサイドが勝つように自分を仕向けていくにはどうしたらいいのでしょう。

私は、そういうときこそ、「おてんとうさまの力」を借りるべきなのだろうと思います。

もちろん最終的にどちらを選ぶかを決めるのは「おてんとうさま」ではなく、「自分自身」なのですが、「自分の選択が間違っていないかどうか」「自分の判断がこれでいいのかどうか」を照らし合わせるようなつもりでおてんとうさまを仰ぐようにするといいのです。

おてんとうさまは、嘘はつきません。答えを求めて天空を仰いだときに、「おてんとうさまに恥じない行動をしよう」という意識が少しでもあれば、きっと、嘘やいつわりのない、自分にとってよりふさわしい答えを見出すことができるでしょう。
また、そうやっておてんとうさまに自分を照らし合わせるのを習慣にしていれば、迷ったりブレそうになったりしても判断を誤ることなく、自分自身をよりよい方向へ進ませていけるのではないでしょうか。たとえ、自分の中に「ダークサイドへと誘うささやき声」があったとしても、その誘いを振り切って、おてんとうさまに恥じない道を進んでいけるはずです。

先にも述べましたが、「おてんとうさまは、自分の行動のよい面も悪い面もちゃんと見ている」という意識を持っていると、私たちは己を客観的に捉えて、できるだけ道にそむかない行動を取ろうとするようになります。

もっとも分かりやすいのが「おてんとうさまが見ているから、悪いことはしないようにしよう」と判断する感覚でしょう。この感覚を持っていることは、じつは非常に重要であり、私たちが悪い行いをしたりダークサイドに堕ちたりするのを食い止める格好の抑止力になっているのです。

誰しも道に迷ってしまうときがあります。でも、善か悪かのはざまで揺れ動いたとき、おてんとうさまの力を借りて抑止力というブレーキを働かせていれば、私たちはコースを誤ったり踏み外したりすることなく、ずっと陽の当たる明るい道を歩んでいけるはずです。そして、それによって自分の人生をより明るくポジティブなものにしていけるのではないでしょうか。

そういう点で言えば、私たちにとっておてんとうさまは人生で道を誤らないためのパートナー的存在なのでしょう。なおかつ、今後、私たちが陽の当たる明るい人生を歩んでいくために絶対に欠かせないパートナーなのかもしれませんね。

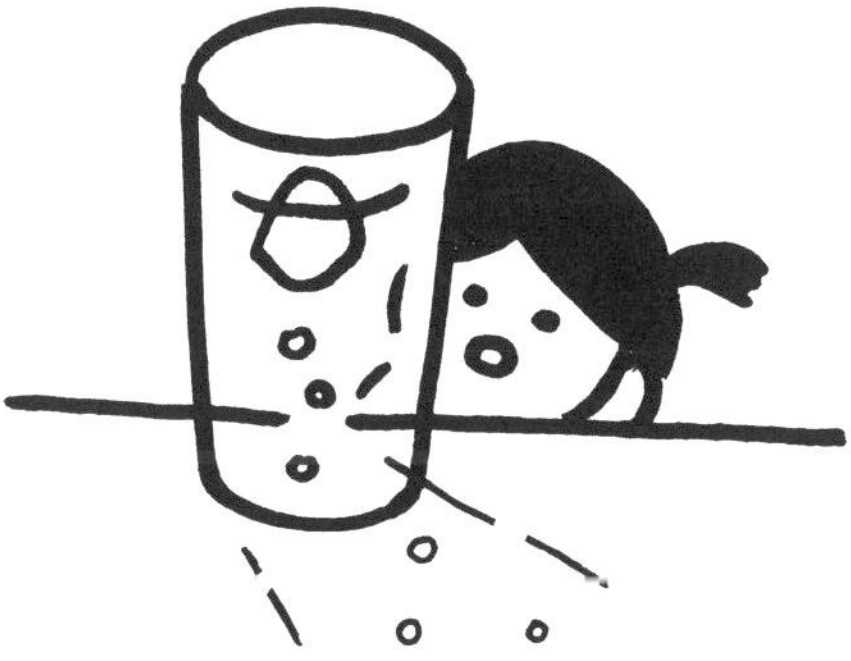

おてんとうさまは、
人間にとって
自分を映す
「鏡」のような存在
なのです

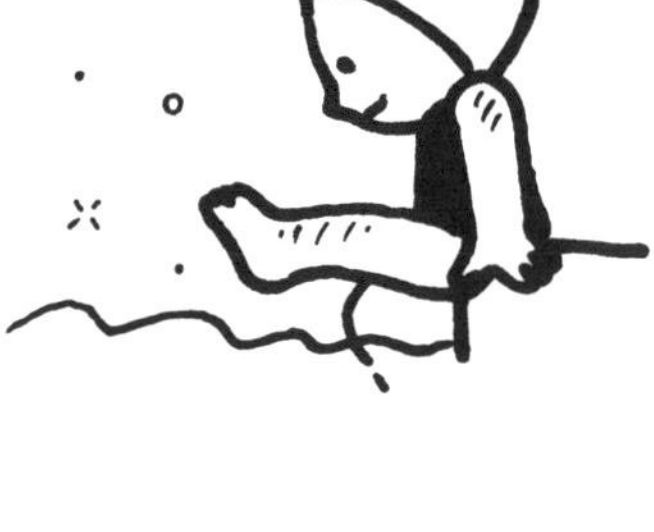

「自分はこんなに努力してがんばってきたんだ」ということを他のみんなは知らなくても、おてんとうさまは知っています。

「自分は悪いこともしてきたけれど、よい行いもたくさんしてきた」ということも、おてんとうさまは分かっています。

「自分は弱くて情けない人間かもしれないが、それでも日々変わろうと奮闘している」ということも、おてんとうさまはお見通しです。

こんなふうに見ていくと、私たち人間にとって、おてんとうさまは「自分を映す鏡」のような存在なのかもしれません。

私たち人間は「悩み多き生き物」です。悩みがない人なんていません。みんな、大なり小なりの悩みを抱え、壁にぶち当たったり迷路に迷い込んだりしながらも、なんとか状況を打開しようともがいています。当然、判断に迷ったり進路を決められなかったりするシチュエーションも多いでしょう。

そんなとき、おてんとうさまは「いまの自分の等身大の姿を映す鏡」になってくれるのではないでしょうか。そして、その「ありのままの自分の姿」を見せることによって、悩みや迷いに対して「どう判断すればいいか」「どちらの道へ進めばいいか」のヒントを提供してくれているのではないでしょうか。

誰しも「おてんとうさまという鏡」の前では嘘もつけないし見栄もはれません。もちろん、隠し事もできません。自分のことは自分が一番分かっています。この鏡の前では、よい面も悪い面もひっくるめて自分のありのままの姿を正直にさらけ出すしかありません。

だからこそ、壁にぶつかったり迷路に迷い込んだりするたびにおてんとうさまを仰ぎ、いまの自分のありのままの姿を映し出して確認してみるといいのです。初心に帰り、素直な気持ちでいまの自分を眺めてみると、いままで見えていなかったものが見えてくることでしょう。きっと、いまの自分の立ち位置や置かれている状況が客観的に見えてきて、結果的にそれが壁を乗り越えたり迷路の出口を見つけたりするきっかけになるのではないでしょうか。

また、「おてんとうさまという鏡」は、サボッたり流されたりしがちな自分を戒めるのにも役立つかもしれません。

人は周りの環境に流されやすいもの。みんながだらけているから、自分もサボッてもいいじゃないかとか、みんながゴミを捨てているのだから、自分も捨てちゃおうかとか、同じ方向に流されがちですよね。でも、そういう流されがちな自分の姿を「おてんとうさまという鏡」に映してみれば、「やっぱりそういう自分の姿は嫌だな」と、思い留まることができるのではないでしょうか。

もちろん、悪い行いをしそうになったり、不道徳な行為に踏み込みそうになったりしたときも、そのときの自分の姿を映してみるべきだと思います。もしかしたら、「おてんとうさまという鏡」に映った自分は、自分自身でも驚くくらい陰鬱で嫌な表情をしているかもしれません。

だから、自分を鏡に映せないような行動は取るべきではない。昔から言われるように「おてんとうさまに顔向けできない」ような行動は取るべきではないのです。

日々陰徳を
積み重ねていると、
少しずつ「運のいい人」に
なっていく

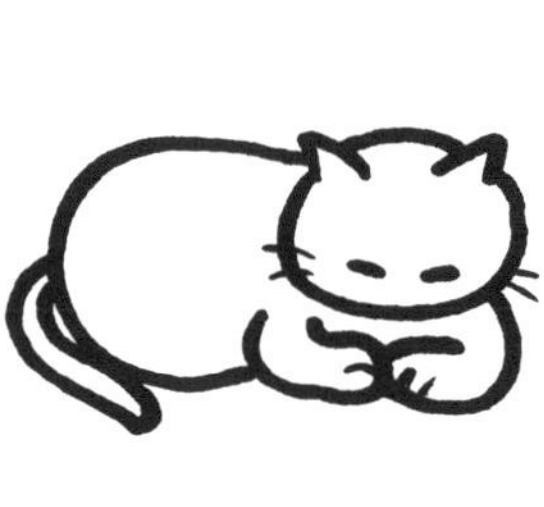

ここで少し「運」について述べておきましょう。

「運のいい人」と「運の悪い人」とではいったい何が違うのか。多くの人は、運を偶然に訪れる産物と見ています。つまり、運がいいのはたまたまで、だから、その「たまたま訪れる幸運」をなんとか自分に呼び込もうとして、神頼みをしたりパワースポットに行ったりしているわけですね。

しかし、私は少し違う意見を持っています。運は、その人の行動が招いているものです。日々よい行動をしている人のもとによい運が巡ってくるのは必然のことであり、だからこそ、日々陰徳や善行を積んで行動を律していくことが大切なのです。そのような人には、自然によい運気が招き寄せられ、少しずつ「運のいい人」になっていくことでしょう。

先述したように、普段から「よい行い」をしていると、自律神経が整い、仕事、スポーツ、健康などのさまざまなことが調子よく回り始めます。言わば、よい行動をすることで「好調なよい流れ」ができてくるわけです。

そうすると、その「よい流れ」に自然によい運気が招き寄せられてくるのです。たとえば、困ったときにちょうど助けてくれる人が現れたり、前からやってみたかった仕事の依頼が舞い込んできたり――そういうふうにいい出会いがあったり、ラッキーな出来事が起こったりすることが増えてくるんですね。

私はこれまで大勢の「一流」と呼ばれる方々に会ってきましたが、ビジネスパーソンにしろアスリートにしろ、一流の人々は例外なくこういう運気を大切にしています。つまり、日々自分の行動に細心の注意を払うことで「好調なよい流れ」をつくり出し、自分のもとに「よい運気」を招き込もうとしているのです。おそらく、そういう人たちは、これまでの自身の経験から「こうすればよい運気に乗りやすくなる」という傾向やパターンが、なんとなく分かっているのでしょう。

もちろん、一流の人たちも、スランプや不調に陥って悪い流れに入ってしまうときもありますが、そんな場合も決して焦りません。なぜなら「こうしていれば、いつかよい流れに戻れる」という軌道修正のコツもなんとなく体得しているから。言い換えれば、悪い流れのときに自分を見失うことなく、平常心でいい運やいい流れに戻れることこそが一流の証しなのかもしれません。

また、こうした人たちが間違いなく心がけているのは、常に自分を「よい気」で満たしておくことです。いいときも悪いときも、日常の小さなことをおろそかにせず、やれることはすべてやって気を充実させようとしている。それはまるで、「よい流れに向かう運気」を大きく育てているかのようです。

先にも紹介しましたが、大谷翔平選手も、「他人が捨てていった運を拾い上げる」つもりでグラウンドに落ちたゴミを拾っているのだそうです。

運がよいか悪いかは行動によって決まるもの。自分に「よい気」を集めて「運のよさ」を呼び込んでいくためにも、私たちはこうした一流の人のちょっとした行動習慣を見習っていくべきではないでしょうか。

「運気」をつかむには、「人事を尽くして天命を待つ」の姿勢が大事になる

前の項目で述べたように、よい運気が巡ってくるかどうかはその人の行動次第です。自分がやるべきことをやっていなければ運はやって来てくれません。だから、自分のため、人のため、社会のためために役に立ちそうなことで、「自分にできること」を日々地道にコツコツやっていく――。それが良運を呼び込むために最低限必要な基本姿勢なのではないでしょうか。

ただこれは、あくまで「いつもの日常」での基本姿勢の話です。

人生には「大きな節目」「大きな転機」というものがあります。たとえば「社長になれるかどうか」「支店長になれるかどうか」などというのは、ある意味、その人のこれからの人生を決定づけるような大きな節目でしょう。

そういう節目や転機は、往々にして「運」に左右されるものです。実現に必要なのは、実績や実力だけではありません。そのときの経営状況とか人事バランスとか景気動向とか、さまざまな不確定要素が影響してきます。それこそ変わりゆく状況の中、タイミングよく多くの条件が満たされるような幸運が巡ってきて、はじめて実現の可能性が出てくるわけです。

では、このようなとき、うまく運気をつかみ取るにはどうしたらいいのか。

私は、そういうときはヘタに動かないほうがいいと思います。前言を翻《ひるがえ》すようで恐縮ですが、目立った行動をするのは控えたほうがいい。ヘンにたくらんだり画策したりすると、かえってその行動が裏目に出てしまうことも少なくありません。昇進したいからと、有力役員に対してゴルフなどでさかんにご機嫌取りをしていたら、ある日突然その役員が失脚して、かえって自分の出世の道が厳しいものになってしまったとか……。いかにもありそうな結末ですよね。まあ、これに似たような話はわりとどこにでもあると思います。

ですから、人生の大きな節目でうまく運気をつかみたいなら、あまりジタバタせずにおとなしくしているほうがいい。そういうときは焦って行動を起こさず、状況が好転して自分に運気が向いてくるまで、虎視眈々と静かにいざというときのために力をつけておくスタンスを取るほうがいいのです。

自分を律して「運がよくなる生き方」をする

私は、こういった人生の転機や節目のときに運が巡ってくるかこないかは「天」が決めていることだと思っています。

つまり、「天運」にまかせるしかないということ。「天の配剤」という言葉がありますが、この配剤がどうなるかは分かりません。自分が必要とされていれば天の配剤が下るでしょうし、下らなければ、自分はまだ天に必要とされていないということなのかもしれません。そのうち再び運が巡ってくれば、天からのお呼びがかかるでしょうし、もしかしたら、そのままずっとお呼びがかからない場合もあるかもしれません。

ただ、天の配剤はどこでどう転ぶか分からないもの。出世コースからはずれて「ああ、こりゃもう自分の仕事人生はここまでだな」と思っていたところが、何か上のほうのトラブルで失脚した人が出て、急に会社の人事方針が変わって自分に有利な昇進話が巡ってきたり……などということもあります。

だから私は、いつ自分に天運が巡ってきてもいいように、普段から準備をしておく姿勢が大事だと思うのです。すなわち、日々仕事の研鑽を積んだり積極的に善行を積んだりし、いつも通り自分がやるべきことをやって、自分の心身を「よい気」で満たしておくようにする。そのうえで、いつ自分に「天」からのお呼びがかかっても、その「よい運」の流れにスムーズに乗れるようにしておく姿勢が大切だと思います。

つまり、「人事を尽くして天命を待つ」のことわざの通り、日々おこたらず自分を磨きつつ、天が自分に仕事を命ずるのを待つようにしていくのが、人生の大きな節目で運をつかむもっとも賢い道なのです。

なお、ここでは「天運」「天命」「天の配剤」といった言葉を用いてきましたが、私はこれを「おてんとうさま」と言い換えてもいいと思います。おてんとうさまは「お天道さま」とも書きますよね。

要するに、運が巡ってくるかこないかは、おてんとうさまが決めていること。おてんとうさまは、日々私たちががんばってきた行いをちゃんと見てくれています。ですから、日々自分がやってきた行いを信じ、その行いをおてんとうさまがちゃんと見てくれていると信じて、いつか自分にも幸せな運が巡ってくると思ってやっていけばいいのです。

そして、だからこそ私たちは、日々の人生で自分を律して、「おてんとうさまに恥じない生き方」をすることが大事なのです。私はそういう生き方をすることこそが「運がよくなる一番の近道」なのではないかとも考えています。

普段から陰徳や善行を積んでおてんとうさまに恥じない生き方をしている人には、いつも「よい気」が満ちているはずであり、そんな人にはおてんとうさまからいつ運が下りてきてもおかしくありません。おそらく、「陰徳陽報」「因果応報」の言葉通り、その運を味方につけて自分の望む幸せを手に入れていくことができるのではないでしょうか。

みなさんは「自分はおてんとうさまに恥じない生き方をしている」と、自信を持って胸を張れるでしょうか。

たぶん、自信がある人もない人もいるだろうと思いますが、とりあえず私は、「おてんとうさまが見ている」と意識しながら、普段の自分の行動を律して「小さなよい行い」をするよう変えていくことをおすすめします。

少なくとも、それがもっとも「おてんとうさまに思いが届く生き方」であり、「運がよくなる生き方」なのではないでしょうか。

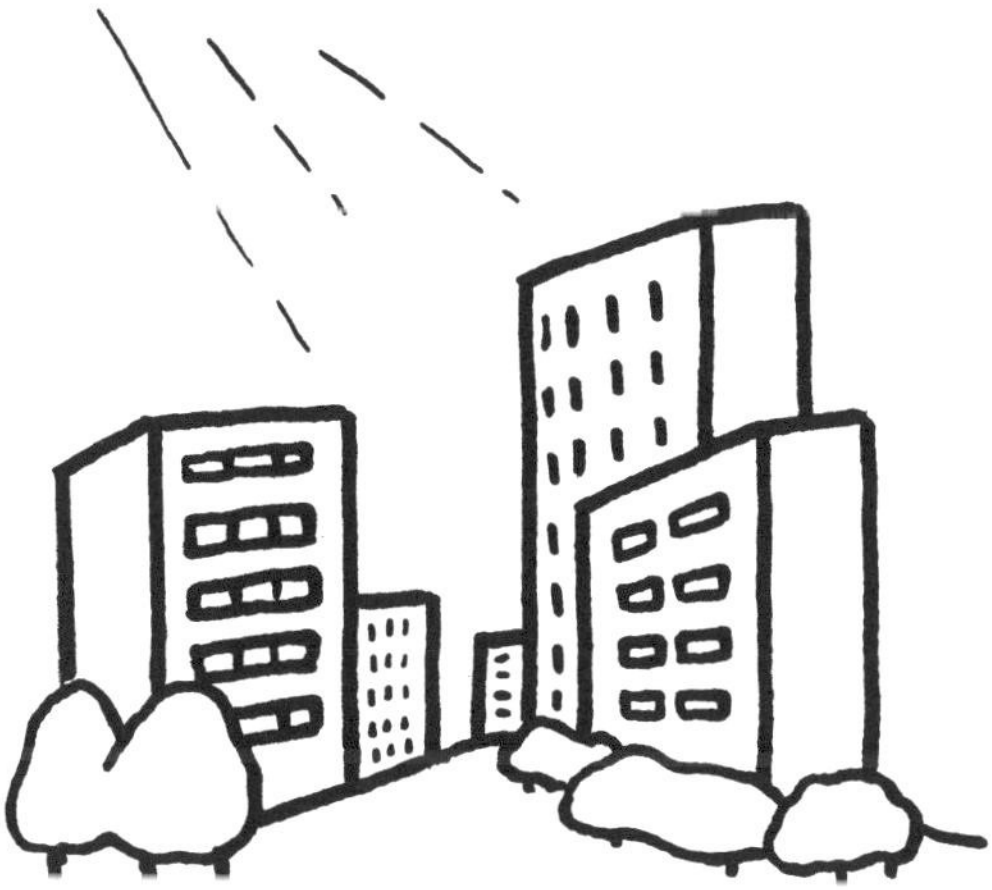

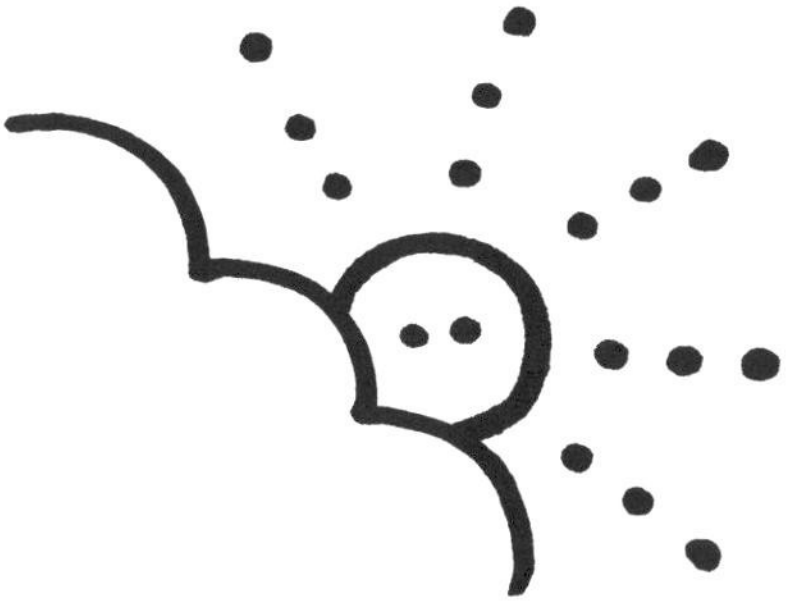

PART❸

他人や周囲に振り回されずに済む「人とのつき合い方」

自律神経を乱す最大の原因は人間関係だった

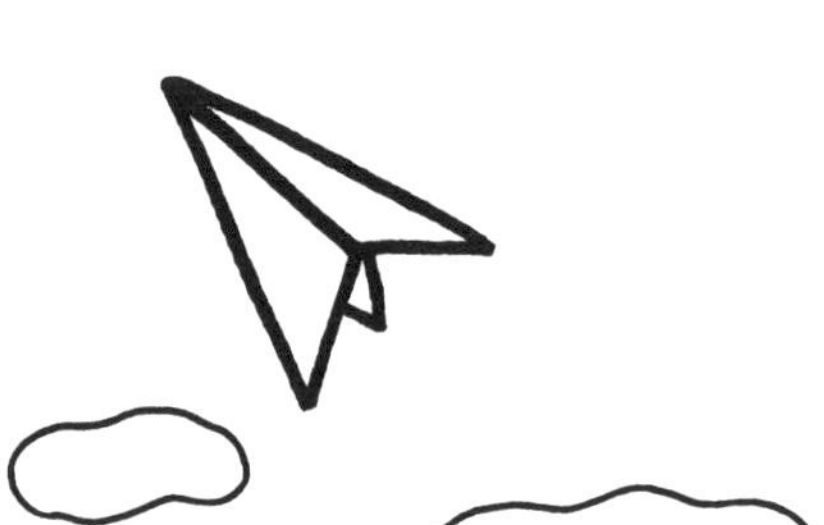

人の悩みやストレスのほとんどは「人間関係がらみのこと」で占められています。また、そうした人間関係の悩みやストレスは、自律神経をかき乱す最大の要因にもなります。

いったいどうして他人のことでそんなに悩まされてしまうのか。

その理由は、「他人」はコントロールできないからです。自分のことはどうにかなっても、他人の言動はどうすることもできません。こちらからコントロールできなければ、思うようにいかないことが多くなるのも当たり前です。上司とそりが合わなかったり、部下が全然動いてくれなかったり、社内のつまらない対立で評価を下げてしまったり……。こうした「思うようにならない人間関係の悩み」を嫌気がさすほどたくさん抱えている方もいらっしゃるのではないでしょうか。

では、こうした人間関係の悩みとどうやって向き合っていけばいいのか。

私は、「他人のことはしょせん変えることができないのだから、自分が行動を変えよう」と腹をくくって向き合っていくのが一番だと思います。自分のことであれば多少はコントロールが利くし、他人や周囲の状況に合わせて自分の接し方を変えていくことが可能です。あまりに合わせすぎるのもいけませんが、少なくともこちらから積極的に行動を変えていけば、他人や周囲との関係性に確実に変化をもたらしていくことができます。

そして、人間関係をよくするために自分の行動を変える「小さな一手」として、「よい行い」をするのも私はアリだと思っています。ちなみに、私は、苦手な人と会わなくてはならないときや気が滅入るような会合に出なくてはならないとき、事前にごく小さな「善行」を積むように心がけています。たとえば、ホテルのロビーで苦手な人と会うときは、事前に洗面所に行き、洗面台の濡れたところをちょっと拭ってからロビーへ向かうとか、あるいは、大学病院で緊張を強いられる会議があるときは、事前に病棟に行って入院患者さんと親しくコミュニケーションを取って状態を確認し、心をやわらかく解きほぐしてから会議に向かうとか……。

ほんの些細な行動ではありますが、これをやっておくと、自律神経が落ち着いて、心なしか苦手な相手に対する自分の言動がまろやかになるような気がするのです。他人や周囲と波風を立てずにスムーズにつき合っていくには、こういう自分なりの「ちょっとした行動ルール」を持っているかいないかが、けっこう大きなカギを握っているのではないでしょうか。

このPART3では、人間関係で悩みやストレスを抱え込まないために、どのように自分の行動を律していけばよいかについて見ていきたいと思います。

いまはとても多くの人が他人や周囲に振り回されてしまっている時代です。とりわけ、ここ10年ほどでSNSやリモートワークが急速に普及し、人と人とのつながりがますます複雑化して見えにくいものになっています。その対応に追われて自律神経を疲弊させてしまう人も少なくありません。

こういう時代だからこそ、私たちはいたずらに乱されたり振り回されたりしないように、自分の行動をきちんと律して、自分の中にしっかりとした軸を持って人とつき合うようにしていかなくてはならないのです。

人間関係を無難にこなす一番のコツは、「日光東照宮の３匹の猿」になること

私は、人間関係を無難にこなしていく極意は「見ざる・言わざる・聞かざる」にあると考えています。

そう、あの日光東照宮で有名な「三猿」になり切ればいいのです。

とかく人間は、嫌なことや不必要なことを見たり、言ったり、聞いたりしがちです。SNSなどもそうですが、日々の人間関係で雑多な情報にいちいち惑わされているから、つまらないことでストレスをためて自律神経を乱してしまうわけです。

だから、常日頃から「見ざる・言わざる・聞かざる」を意識しておく姿勢が大切なのです。すなわち、他人とつき合う際は、その人との距離感や話す話題に注意を払い、なんらかのリスクや乱れにつながりそうな物事に対しては、意識的に目をつぶり、口をつぐみ、耳を塞ぐようにしていきましょうということになります。

なお、「見ざる・言わざる・聞かざる」のうちでも、一番気をつけておくべきは「言わざる」です。とりわけ、「他人の評価」や「他人の悪口」に関しては、絶対に口にしないと決めておくほうがいいでしょう。

ちなみに私は、誰かから「Aさんってどういう人ですか？」と尋ねられたときは、たとえ私がそのAさんを快く思っていなかったとしても、批判や悪口は口にせず、「いや、素晴らしい人だと思いますよ」とだけ答えるようにしています。

そもそも、他人のことは、誰も評価ができるほどには知らないはずです。会社の同僚だったとしても、その人が働いているときのごく一面しか知り得ません。本当は家族だって知らないことだらけなのかもしれません。だから、そういう「よく知らない人」の評価をするのは極力避けるべき。批判や悪口ならなおさらでしょう。

また、何人か集まってお酒を飲んだりすると、その席にいない人の噂話になることが多いですが、私はそういう話にもなるべく参加しないようにしています。話を向けられたら「よく知らない」「分からない」というスタンスを貫いて、「言わざる」の姿勢を決め込むのです。立ち話で誰かの噂をしているような場からは、さりげなく立ち去ることもあります。

それに、批判、悪口、SNSでの誹謗中傷など、他人へのマイナスの発言をしてしまうと、必ずと言っていいほどつまらない厄介事が自分に返ってきます。因果応報の戒め通り、他人へのマイナスの言葉はこだまのように自分へ返ってきて、結果的に自分の立場や評価を下げることにつながってしまうのです。

そう言えば、一流のアスリートは決して対戦相手をけなすことはせず、逆に相手のプレーをほめたたえます。メジャーリーガーのインタビューなどを見ていても「彼はベストピッチをした。ホームランを打てたのはたまたま自分がほんの少し上回れただけだ」といった受け答えをしている選手が多いですよね。それは、相手の悪口を言ってしまったら、結果、それが自分に返ってきて自分のパフォーマンスに悪影響をもたらすということを重々心得ているからなのでしょう。

とにかく、たくさんの人間がたむろする社会の中で自分の立場を守り、自分のパフォーマンスをいつも通りに維持していきたいなら、他人のことに関しては「口を慎むこと」を徹底するべき。それは、群れ社会の中でつつがなく生き抜いていくために、私たちが守るべき最低限のルールなのではないでしょうか。

本当に大切な人間関係は
10人程度。
合う人は合うし、
合わない人は合わない。
だから、人によって
つき合う距離感を変えるべき

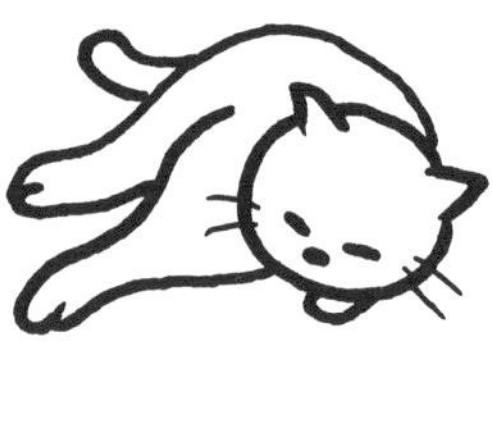

前の項目では「見ざる・言わざる・聞かざる」が人間関係を無難にやり過ごす基本だと申し上げましたが、これは別に「他人との関わりを避けてつながりをシャットアウトしろ」ということではありません。

人間は「群れ」の中で生きる動物であり、決してひとりでは生きていけません。他人や周囲とのつながりなしには生きていけない以上、そのつながりを大切にしていかなくてはならないのです。

ただ、誰とでもつながればいいというものではありません。つながらないほうがいい人もたくさんいるし、つながりたい人の中にも、浅くつながりたい人と深くつながっておいたほうがいい人がいるでしょう。つまり、どの人とどうつながるかの「つながり方」が大切なのであって、それを見極めるために他人のことをちゃんとよく観察しなさいということ。私はそのために「見ざる・言わざる・聞かざる」のスタンスをうまく活用していくことをおすすめしているわけですね。

幼い子どもに対してはよく「誰とでも仲よくしなさい」などと言いますが、知り合い全員と仲よくするというのは絶対に不可能なこと。誰とでも仲よくするようなことを目指したら、たちまち悩みやストレスがたまって心や体の調子を崩してしまうことになるでしょう。だから、誰と親しくつき合って誰と距離を置くかをしっかり見極めて選別をすることが肝心なのです。

私は常々、本当に大切な人間関係のつながりは10人程度に絞られるのではないかと思っています。みなさんもご自身の交友関係を振り返ってみれば、心の底から大切にしたいと思える人はそう多くないのではないでしょうか。

中でもとりわけ大切にしたいのは、「この人とは不思議なくらいウマが合うな」と感じる人です。人と人の「ウマが合う／ウマが合わない」はおもしろいもので、何度顔を会わせても「この人とは合わないな」と思ってしまう人もいます。その一方で、たった一度、短時間会っただけでフィーリングが合致してすっかり意気投合してしまう人もいます。きっと、そういう人は、長くつき合えばつき合うほど分かり合える友人になることでしょう。ですから、こういった自分の「合う／合わない」の感覚に素直に従って、つき合う人を取捨選択すべき。そのうえで、ウマが合う人と、親しく気持ちよく、末永くつき合っていけばいいのです。

なお、一番ダメなのは、合う人とも合わない人とも同じ距離感でつき合おうとしてしまうことです。ヘンに遠慮をしてウマが合う人と距離を縮めないのはもったいないですし、ウマが合わない人とも平等に親しくつき合おうとするのは時間と労力の無駄というものでしょう。

人間関係は「合う人は合うし、合わない人は合わない」としっかり割り切ったうえで、合う人とは距離を縮め、合わない人とは距離を置いて、人によってつき合う距離感を変えていくべきです。私は、そういうふうに、人によってつながり方を変えていくのも、自分の中に培っておくべき大切な行動ルールだと思っています。おそらく、こうした「割り切ったつながり方」をすれば、それだけで人間関係の悩みやストレスは大幅に減るのではないでしょうか。

他人に期待しすぎない。他人を信用しすぎない

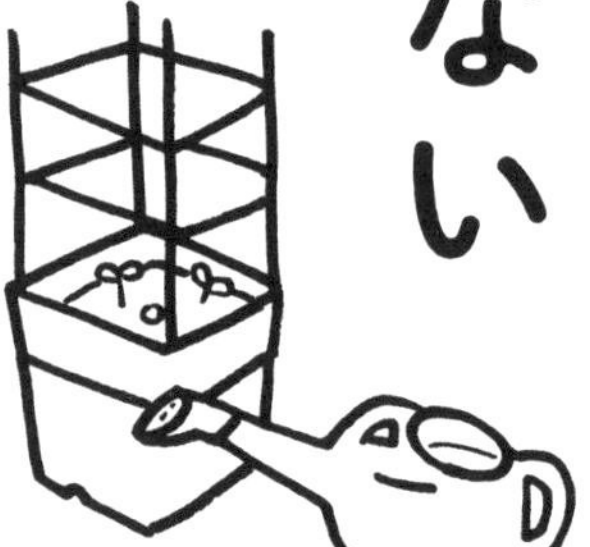

他人は他人、自分は自分です。私は人間関係は「他人」と「自分」の境界線をしっかりわきまえているかどうかが非常に大事だと考えています。

そもそも、人間関係の悩みやストレスは、他人に期待しすぎたり、他人を信用しすぎたり、他人に甘えすぎたりすることから生じます。自分と他人との境界線をあいまいにして、どこかで他人をアテにしてしまっているから、そのアテが外れて期待や信用を裏切られたと思ったときに、大きく失望して悩みやストレスを抱えることになるわけです。

たとえば、「自分はこんなに仕事をがんばったのだから、きっと会社や周りのみんなは評価してくれるだろう」などという期待はふくらませないほうがいい。また、「あの新人社員には手取り足取り教えてやったから、きっと自分の期待に叶う活躍をしてくれるだろう」という信用や期待もかけないほうがいい。他人や周囲はしょせんこちらの期待やもくろみ通りには動いてくれません。だから、アテが外れたり期待が裏切られたりした際に失望や悩みを大きくしないよう、最初から期待や信用をかけすぎないほうがいいのです。

もちろんこれは別に人間不信になれとすすめているわけではありません。人はひとりでは生きていけないわけで、仕事にしてもプライベートにしても、困ったときやいざというときに助けてもらったり相談に乗ってもらったりする「他人」は絶対に必要です。そのためにも普段から、「この人なら」と思える相手と信頼関係を築いておかなくてはなりません。

ただ、そうした大前提はあるにしても、私は１００％、自分のすべてを預けて信用してしまうのはリスクが大きすぎると思います。１００％信用したり期待したりしてしまうと、アテが外れたり裏切られたりしたときに自律神経が大混乱してしまうことになります。あくまで、一番大切なのは自分の身なのですから、自分を大きく乱れさせないためにも、１００％の信用をかけてしまうのは避けるようにしたほうがいいでしょう。

私は、自律神経の大きな乱れを防ぐためにも、人への信用や期待は〝半分半分〟

くらいにするのがいいと考えます。すなわち、「信用や期待の気持ちが半分」「それを疑う気持ちが半分」ということ。これくらいのスタンスなら、アテが外れたときのダメージも少なく済むのです。

それに、このように、自分の芯の部分で「他人を信用しすぎちゃいけない」「他人に期待しすぎちゃいけない」「半分半分くらいでちょうどいい」といった心構えを持っていると、他人の動向に関係なく、起きたことの責任を自分で引き受けられるようになります。つまり、「何事も他人のせいにしたり他人に甘えたりすることなく、自分の身で責任を負う」という覚悟ができてくるようになる。そしてそうすると、仕事にしても人間関係にしても、多少のトラブルではブレることのない「しっかりした自分軸」ができてくるようになるものなのです。

困っている人全員に
手を差し伸べよう
というのは、
「きれいごと」でしかない

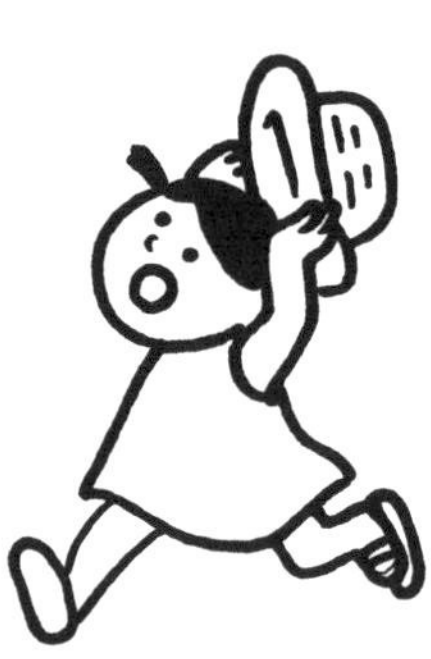

この本では自分を律して「よい行い」をすることを推奨しています。電車内でお年寄りに席を譲ったり、駅の階段でベビーカーを上げている人を手伝ったりといったように、困っている人に手を差し伸べるような善行を積むこともおすすめしています。

しかし、だからといって、困っている人のすべてを助けられるわけではありません。状況や事情によっては助けられない場合もたくさんあります。自分の手に余るようなシチュエーションであれば、手を差し伸べられないまま素通りするしかないようなときもあるでしょう。

「そんなのおかしい。困っている人には状況に関わらず平等に手を差し出すべきだ。そうじゃなきゃ、それこそ、おてんとうさまに対して恥ずかしいじゃないか」――そういう意見の人もいらっしゃるでしょう。

でも、考えてみてください。

たとえば、お金がなくて困っている人に対して、毎回毎回自分のお金を渡すわけにはいきませんよね。突然の大雨でずぶ濡れの人が大勢いたとしても、その人たち全員に傘を差し出すことはできません。

このように、困っている人を助けてあげたい気持ちはあったとしても、「できること」と「できないこと」が出てくるのは当然のことです。どちらかというと「できないこと」のほうがずっと多いのが現実ではないでしょうか。だから私は、「困っている人全員に救いの手を差し伸べよう」なんていうのは、現実的にはかなりきびしいことではないかと思っています。

それに、「人助け」をする際は「自分の身にリスクが及ばないか」をちゃんと考えたうえで行動を起こすかどうかを決めるべきです。

PART1も述べましたが、書籍や漫画版の『君たちはどう生きるか』には、友人が上級生から暴力を振るわれているのを見捨てて助けもしなかった主人公の心の葛藤が描かれています。でも私は、そういう場面に遭遇したら、声も出せず、見て見ぬふりをしてしまうのが普通ではないかとも思うのです。

誰だって自分の身がかわいいし、痛い目には遭いたくありません。こういった状況でヘンに正義感を出してしゃしゃり出てしまったら、巻き添えを食ってボコボコにやられるのが目に見えています。友人には悪いと思っても、自分の身の安全を優先してしまうのは仕方ないのではないでしょうか。

おそらく、これと似たようなスリリングな状況は現代でも十分起こり得るでしょう。例を挙げれば、電車の中でいかにも怖そうな人たちに若い女性がからまれていたとします。もしみなさんがその場に居合わせたとしたら、勇気を奮い起こして女性を助ける行動に出るでしょうか。それとも視線を逸《そ》らして見て見ぬふりに徹するでしょうか。

勇気を出して立ち向かったにしても、もし怖そうな人たちがナイフでも持っていたら下手をすれば命を落とす事態にもなりかねないのです。そういうリスクを考えれば、人助けのために無理して立ち上がるだけが正しい選択だとも思えません。もちろんそのときの状況によりけりですが、私は、こういうシチュエーションで「立ち上がらないほうを選んだ自分」を否定する必要はまったくないと思います。

では、こういう「助けるべきか、やめておくべきか」の判断が難しい状況のとき、私たちはどのように自分を律して行動すべきなのでしょう。

私は、「自分にやれることをやればいい」と決めておくのがいいと思います。要するに、「自分にできないこと」は無理にやらなくてもいい。「自分でも助けられそうなこと」「自分にでも力になれそうなこと」だけをやればいいんだと平素から割り切っておくのです。

己の力をちゃんとわきまえて、無理なことにはヘタに手を出さず、自分にできることをやる――私は思うのですが、それこそが本当の意味での「勇気ある行動」というものではないでしょうか。

自分にできることで貢献すればそれで十分と思うべき

人の幸せに対して自分が後押しをしてあげられるなら、どんどん力を貸したほうがいい――私はそう考えています。

会社の昇進人事などでも、自分が力になれるなら、できるだけ力を貸せばよいのです。ただ、大きな組織の中で働いていると、「いいこと」ばかりできるとは限りません。

人事ひとつを例にとっても、助けられる人もいれば助けられない人もいます。そういった点でも、すべての人に平等に手を差し伸べるというのは非現実的なことなのでしょう。

とにかく、困っている人を助けるときは、無理をせず、「自分にできることで貢献する」という姿勢で十分。そして、その貢献は、どんな小さなことでもいいのではないでしょうか。

たとえば、ある日、あなたが「同僚のけんかを止められなかった」とか「電車内でマナーの悪い人に注意する勇気がなかった」とか、思うような行動ができずに後悔していたとしましょう。そういうときは、自分を納得させるため、その日の帰り、道に落ちたゴミを拾ったり、倒れた自転車を起こしたりして「自分にできる小さなよいこと」を行ってみてはどうでしょう。人助けのような行動では自分の思うようにいかないことも多いので、このようなかたちの善行でうまくバランスをとって貢献していくことも大事なのではないかと思います。

それにたぶん、あなたが勇気ある行動ができずに後悔していたことも、あなたがその日の帰り道にゴミを拾ったことも、おてんとうさまは見てくれています。決して恥じ入る必要はありません。そんなあなたの行動を見て、おてんとうさまはきっと〝それでいいんだよ〟とうなずいてくれているのではないでしょうか。

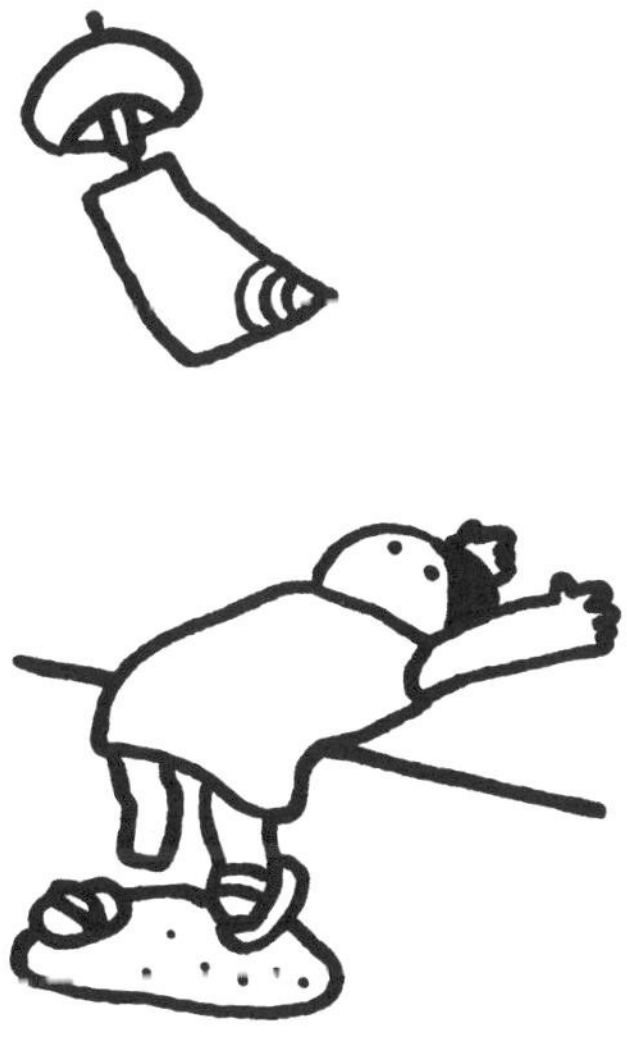

ボランティアは、向いている人と
向いていない人がいる。
無理してボランティアに
参加しなくても、自分なりに
できることを見出して、
自分なりに貢献をしていけばＯＫ

最近、ボランティアに積極的に参加する人が増えています。地震や洪水などの大きな災害があると、迷いなく被災地に駆けつけて炊き出しや片づけなどの奉仕活動をしている人も少なくありません。ニュースなどでそうした人々が活動する姿を見ていると、とても立派で、自然に頭が下がる思いになります。みなさんの中にも、同じような思いで見ている人が多いのではないでしょうか。

中には、「みんな人助けをあんなにがんばっているんだ……それに引き換え自分は……。よし、私も座ってテレビなんか見ている場合じゃない……あの人たちみたいに現地に行って困っている人たちを助けなくちゃ」といった考えをふくらませている人もいらっしゃるかもしれません。

もちろん、そういうふうに「私も何かの力になりたい」と思う気持ちや情熱はとても尊いものだと思います。しかし、実際にボランティアに参加する場合は、現実の情勢をよく見据えつつ、自分が果たす役割を自覚したうえで活動に加わるべきではないかと考えます。現地の状況もよく知らないまま、知識や技術もない状態で行ってしまうと、かえって足手まといになりかねません。そのあたりをしっかり心得て、「自分が役に立つのはどんな活動か」をはっきりさせて参加するようにしたほうがよいのではないでしょうか。

それに、そもそもボランティアには「向いている人」と「向いていない人」とがいるのです。向いているのは、困っている人を放っておけず、気配りがきいてどんどん動ける人です。そういう人は、小さい頃から多くの人にもまれるような環境で育ってきたケースが多いのですが、他人のために働くのがまったく苦痛ではないんですね。もちろん、ボランティア活動をする中ではつらいことや苦しいこともたくさんあるのですが、そのつらさや苦しさよりも、困っている人たちの役に立つよろこびや気持ちよさのほうが大きく上回るタイプです。

一方、向いていないのは、誰かに何かを指示されるまでひたすら待っているような人です。人とのコミュニケーションもあまり得意ではなく、これまであまり他人のために働くという経験をしてきていないタイプ。そういう人は、ボランティアをしてもあまり長続きしないかもしれません。

これはどちらがいいとか悪いとか言っているわけではありません。どんな仕事や活動にも性格的な向き不向きはあるもの。だから、もし「自分は性格的にボランティアに向いているな」と思えば積極的に参加すればいいし、もし「自分の性格はあまりボランティア向きではないな」と思えば無理に参加する必要はないという、それだけの話です。

そして、「自分はボランティア向きじゃないかも」という人は、無理に活動に参加しなくても何か自分にできることを見出して、自分なりに貢献していけばいいのです。たとえば被災地の募金に応ずる、被災地の名産品を購入するといったように「自分に合った役の立ち方」を見つけていけばそれでいいのではないかと思います。

人助けというのは「体が自然に動く」のが本来あるべき姿です。ストレスを感じたり無理をしたりしながら行うものではありません。そこの部分を押さえたうえで、「自分に向いたスタイル」で取り組んでいくようにしましょう。

人には4番バッタータイプもいれば、
9番バッタータイプもいる。
背伸びをしたり
無理をしたりせず、
自分が役に立てそうなところで
やれる役割を果たせばいい

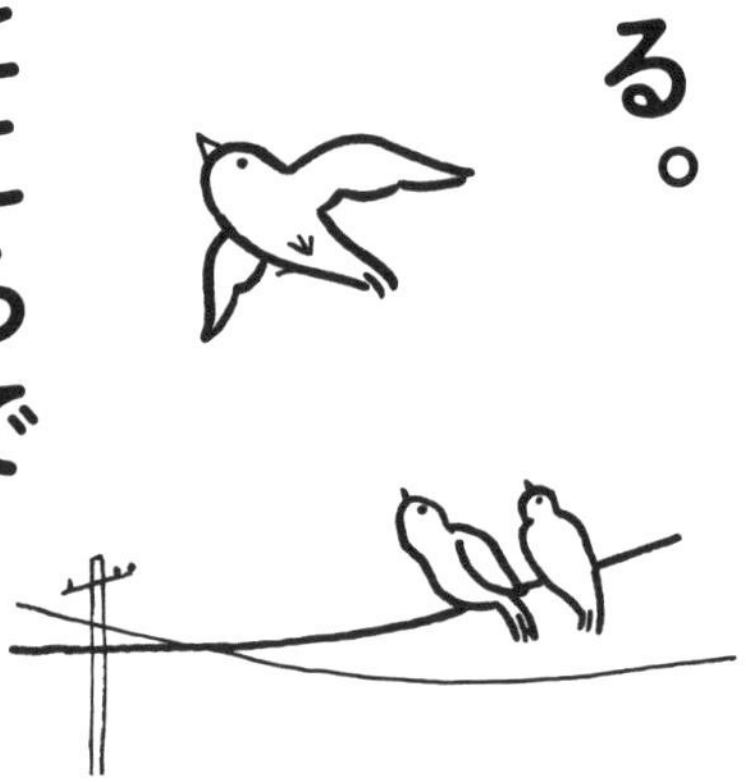

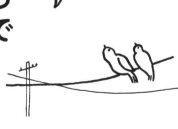

私は、キリスト教カトリック修道女の渡辺和子さんが書かれた『置かれた場所で咲きなさい』（幻冬舎）という本が大好きです。

人生をそれなりに長く生きていれば、誰にも「こんなはずじゃなかった」という思いはあるはずです。思いもよらぬ場所で生活をしたり、仕事をしたりということもあるでしょう。あるいは、思いがけない病気に罹って苦労をすることになった人もいるかもしれません。私自身も、これまで「こんなはずじゃ……」と思ったことは数知れません。

しかし、どんな境遇や立場になったとしても、「自分が置かれた場所」で「咲く努力」を忘れてはいけない――。

これは、とても多くの人の心を打つメッセージですよね。私も、何か悩むようなことがあって弱気になったり自信を失いそうになったりしたとき、いつもこのメッセージを思い出すようにしています。

なお、『置かれた場所で咲きなさい』のメッセージは、たくさんの人がいる中でうまく自分を打ち出して人間関係を構築していくのにも、大いに役立つはずです。

人間にはいろいろなタイプがいます。ものすごく恵まれた境遇にいる人もいるし、誰もがうらやむような華やかな場で活躍している人もいます。そういう人たちを見ていると「それに引き換え自分は……」と思ってしまうことも少なくないのではないでしょうか。他人と自分を比べてしまうのは誰にでもあること。でも、他人は他人、自分は自分です。他人の境遇や立場をうらやんで無理をしたり背伸びをしたりしていると、どうしても歪みやストレスが目立ってきて、いつか本来の自分を見失って自律神経を乱すようになっていってしまいます。

だから、虚勢を張ったり見栄を張ったりせず、「本来の自分」「等身大の自分」を見出して、「自分にできること」「自分にやれる役割」を果たすようにしていくほうがいい。言わば、自分が「置かれた場所」で自分がやるべきことをやりなさいというわけですね。

野球で言えば、4番バッタータイプもいれば、2番バッタータイプや9番バッタータイプもいます。タイプはいずれも違いますが、みんなそれぞれ自分の持ち場があって、その「置かれた場所」で自分がやれる役割を一生懸命に果たしているわけです。人間はそうやって自分の役割を果たしていくほうが、幸せを見出しやすいのではないでしょうか。人は誰しも自分らしさをいかんなく発揮できる得意なパターンを持っているもの。自分が「置かれた場所」でそういう自分の得意なパターンを打ち出して「自分を咲かせて」いけば、自然にそれが「自分の生きる道」となり、それが「自分の幸せ」へとつながっていくのです。

ですから、他人と自分を比べて無理な背伸びはしないほうがいい。「私もああいうふうになりたい」という目標の人やあこがれの人がいたとしても、その全部をマネするのではなく、まず「いいとこ取り」をして、その取り込んだものの中から「自分ができること」や「自分らしくやれる部分」を見つけて、そこを伸ばしていくようにすればいいのです。きっとそれが、私たちが「置かれた場所」で大輪の花を咲かせていくコツなのではないでしょうか。

SNSで多くの人とつながれば、
他人に振り回されて
自律神経が乱れるのは当たり前。
だからこそ、
自分を揺らがせないための
ルールを持つことが必要

先述した通り、人の悩みやストレスのほとんどは人間関係がらみです。そして、とくに若い人々の場合、その人間関係におけるストレスのかなりの割合がSNSなどのネット経由でもたらされているのではないでしょうか。

ただ、私に言わせれば、SNSで多くの人とつながっていれば、他人の言動に振り回されたあげく自律神経が乱れてしまうのは当然の話なのです。

そもそもSNSは、常に他人の目を気にしながら動いているようなもの。みなさんの中にも、他人がアップした情報が気になったり、自分が発信した情報が他人にどう評価されるかが気になったりしている人が多いでしょう。もちろん、自分が発信した情報が多くの人に評価されれば自己顕示欲や承認欲求を大いに満たせるのでしょうが、逆に、思うような評価が得られずフラストレーションを募らせてしまうケースも少なくありません。

また、他人がアップしたきらびやかな情報を見て、他人と自分の境遇を比較してしまい、コンプレックスを抱いてしまうケースも多いと聞きます。さらに、自分がアップした情報の内容やちょっとした書き込みなどが原因で、見知らぬ他人と論争になることもあるし、相手の感情がエスカレートして、いわれのない理由で誹謗中傷を受けたりすることも少なくありません。日々こういったやり取りをしていたら、常に大勢の他人を意識して四六時中神経をピリピリと尖らせたような状態が続くことになりますよね。

すなわち、SNSは「自律神経を乱す最大の元凶」と言ってもいいくらいのツールなのです。先にも述べたように「他人の言動」はコントロールできませんし、決して自分の思い通りになってはくれません。しかも、SNSでは相手の顔すら見えないことも多い。そんな制御不能の大勢の他人たちに日夜振り回されていては、自律神経がガタガタに乱れてしまうのも当たり前です。SNSへビーユーザーの中には、悩みやストレスをためすぎてメンタルを病んでしまう人も多いようですが、私はそうなってしまうのも当然という気がしています。

もっとも、そういった実情はあるとはいえ、私はSNSの利用自体を否定するつもりはありません。情報収集のツールとしても、あるいは友人や仲間との連絡ツールとしても、ＳＮＳはすでに私たちの暮らしに欠かせないものになってしまっています。どんなに自律神経をかき乱すものだとしても、利用すること自体をやめろというのは非現実的でしょう。

それに、じつは私自身もインスタグラムをやっていて、けっこうハマっているのです。街角で出合った風景や心に残った風景をスマホで撮影して、その中の出来映えのいい写真を投稿しているのです。

私の場合、単に投稿しているだけで、書き込みをしたり、レスを返したりはしません。いまの距離感を保って、いま以上に深入りするのはよそうと思っています。でも、この写真撮影とインスタ投稿に時間を費やすようになってからというもの、心なしか日々のストレスが軽くなり、生活に充実感や潤いを感じられるようになったという気がします。

ですから、ＳＮＳにもプラスになる面があるのです。ＳＮＳを利用する人は、

「自分にとってプラスになる面」と「自分にとってマイナスになる面」を十分理解したうえで、自分のためによい面だけを切り取って使っていく必要があるのではないでしょうか。

自分なりのSNSルールを設定して流されないようにしておく

私は、自律神経を乱れさせることなくSNSとつき合っていくには、やはり自分を律して、「ここまではやるけれど、これ以上はやらない」という自分なりの行動ルールを決めておく必要があると感じています。

たとえば、よく炎上騒ぎを起こしている芸能人などは、エゴサーチもしないし、自分に関する批判的な書き込みなども一切見ないと言います。そういう態度を決めておくのもひとつのルールでしょう。言わば、必要以上に自分を乱さないように、先に紹介した「見ざる・言わざる・聞かざる」のうちの「見ざる」を徹底しているわけですね。

また、ＳＮＳをやるにしても「評価は求めない」「評価されるのを期待しない」と自分の中でルール化しておくのもいいと思います。これも先に述べましたが、自分を乱れさせないためには、他人をアテにせず、期待しないようにしておくのが一番。ヘンに期待をかけたり高い評価を求めたりするから、当てが外れたり裏切られたと思ったときにショックが大きくなるのです。最初から評価を求めず、期待もせず、〝まあ、こんなものだろう〟と思っていれば、動揺したり振り回されたりするのを防ぐことができるでしょう。

いずれにしても、ＳＮＳに振り回されないためのコツは、対面の人間関係で振り回されないためのコツとなんら変わりません。

多くの人が集まっている中、人混みに流されるまま歩いていては、いったいどこに流れ着いてしまうか分かりません。流れに任せたままでは、急流に翻弄されて舟が沈みかけたり、他の舟とぶつかって自分の舟が大きく傷ついたりすることもあるでしょう。

ですから、自分という舟にはちゃんと舵をつけて、自分で流れを読んで、行き先をコントロールしていかなくてはなりません。

舵を持つということは、自分にしっかりした軸を持つということでもあります。自分をしっかり律して、日々心身を乱れさせない行動をしていけば、「軸」はおのずとできてくるものです。

いまは「他人や周囲に振り回されるのが当たり前の時代」です。だからこそ、次々にふりかかってくるストレスの波に翻弄されないようにしていくには、自分を日々律しつつ、揺るがない軸を持って、「流されずに生きていく姿勢」がことさら重要になるのです。

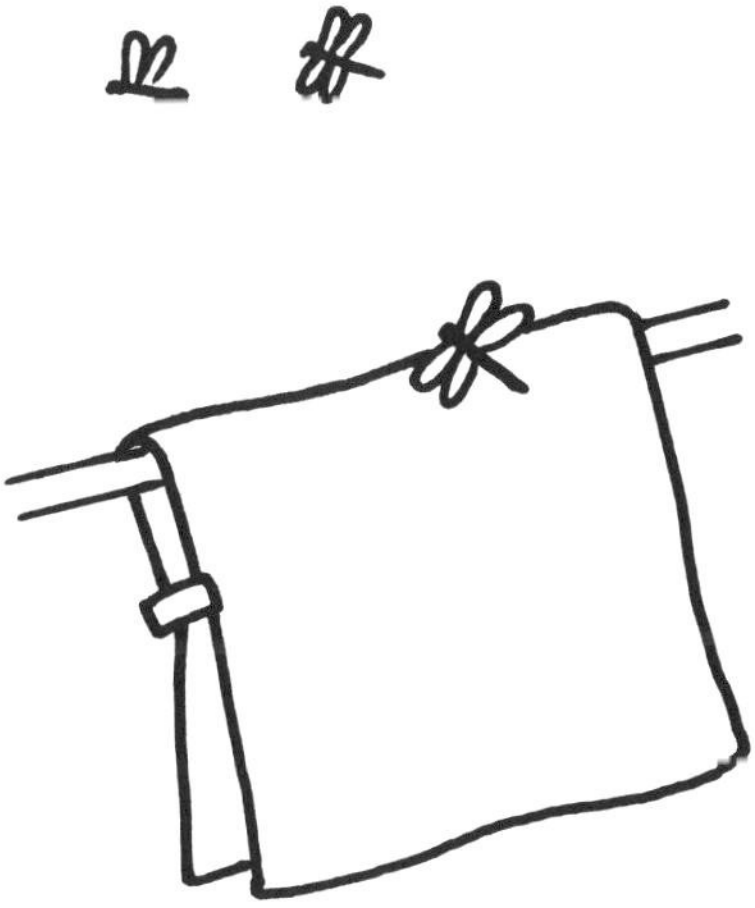

自分が他人にしたことは
忘れて、自分が他人に
してもらった恩は
一生忘れない

人間関係のあつれきは「自分が他人にしたことの量」と「自分が他人にしてもらったことの量」を比べてしまうところから始まるのかもしれません。つまり、「こっちはあの人にあんなに親切にしてあげたのに、あの人からは何もしてもらってない……」といった不公平意識があると、つまらないすれ違いやいざこざが生じやすくなるのです。

では、無用なトラブルを起こさないためにはどうすればいいのか。

私は、「自分が他人にしてあげたことはとっとと忘れて、自分が他人にしてもらった恩は一生忘れない」という心得を持つことをおすすめしています。これも、人間関係をこじれさせないための「自分を律するルール」のひとつと言っていいかもしれません。

陰徳や善行を積んだときに「これをやっていれば、自分にもそのうちいいことがあるだろう」というくらいにちょっとしたご利益を期待するのは別に構いません。ただ、生身の人間に対してそれを期待してしまうと、どうしても見返り欲しさに恩を売るようなやましさが出てきてしまいます。それに、期待のアテが外れれば、それが自律神経を乱す原因にもなるでしょう。だから、見返りを期待するような恩着せがましい気持ちはきれいに捨て去って、「してあげたこと」なんかとっとと忘れてしまうに越したことはないのです。

一方、他人から受けた恩は決して忘れないようにしておくことが大切です。

自分が苦しかったときに助けてくれた人、迷っていたときにアドバイスをくれた人、悪いほうへ行きそうになったときに叱ってくれた人、精神的に参っていたときに力になってくれた人……みなさんにもそういった恩義がある人が何人かいるはずです。そういう人に対しては感謝の気持ちを忘れず、一生涯、礼を尽くしていく姿勢が必要ではないでしょうか。

年賀状だけでなく季節ごとに挨拶状を送ったり、新型コロナなどが感染拡大したときには連絡をしてみたり、定期的に会ってお酒を飲んだり……礼の尽くし方は人によっていろいろあるでしょう。

私は常々思っているのですが、人間の品に差がつくのは、「感謝の気持ち」や「謙虚さ」なのではないでしょうか。

スポーツ界でもビジネス界でも、一流の人はみんな感謝の気持ちや謙虚さを忘れません。みんな実力も地位もすごい成功者なのに、決して偉ぶることがなく、どんな人に対しても気遣いを忘れず、誰に対してもていねいな言葉で話して礼を尽くしています。

また、こういうふうに人に接していると、いざ自分がピンチやスランプに陥ったときに、すぐに周りの人たちが救いの手を差し伸べてくれるようになります。きっと、いつも周りの人たちに感謝の気持ちを捧げていると、だんだんこちらが周りの人たちから感謝されるようになって、自然に「この人が困っているならぜひ何かをしてあげよう」という人が集まってくるのかもしれません。まさに「因果応報」で、他人や周囲への普段の態度がいずれ自分に返ってくるようになるのです。

そして私は、こういった「他人や周囲に謙虚でいられるかどうか、感謝の気持ちを持っているかどうか」といった点も、おてんとうさまはちゃんと見ているのではないかと思っています。

私たちは日々の人間関係を紡いでいく中で、ついつい謙虚さや感謝の気持ちを忘れてしまうことが少なくありません。目下の人に対して尊大な物言いをしてしまったり、天狗になって地位や実績を鼻にかけてしまったり、「ありがとう」と言葉に出して感謝するべきときに何も言わずに済ませてしまったり……。でも、そういう点も「おてんとうさまはちゃんと見ている」と思っていれば、自分の取る態度に注意を払うことができるのではないでしょうか。

もっと言えば、「おてんとうさまが見ている」と思って、日々謙虚さや感謝の気持ちを失うことなく周りの人に接していけば、だんだん人間関係で悩むことも少なくなっていくのかもしれません。長い人生、他人や周囲に振り回されずに生きていくには、こうした心得も大切なのです。

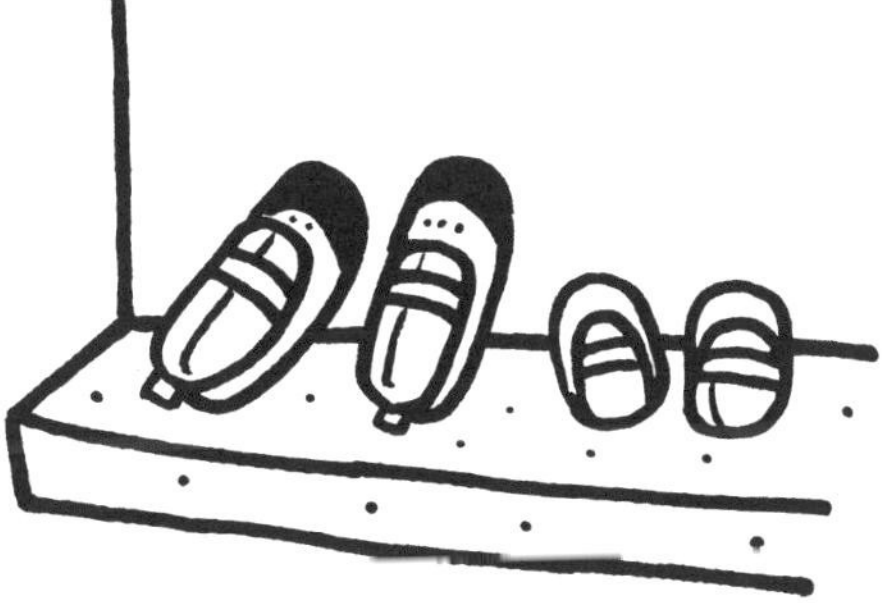

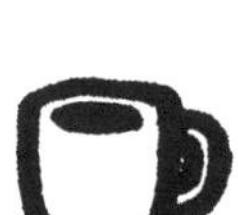

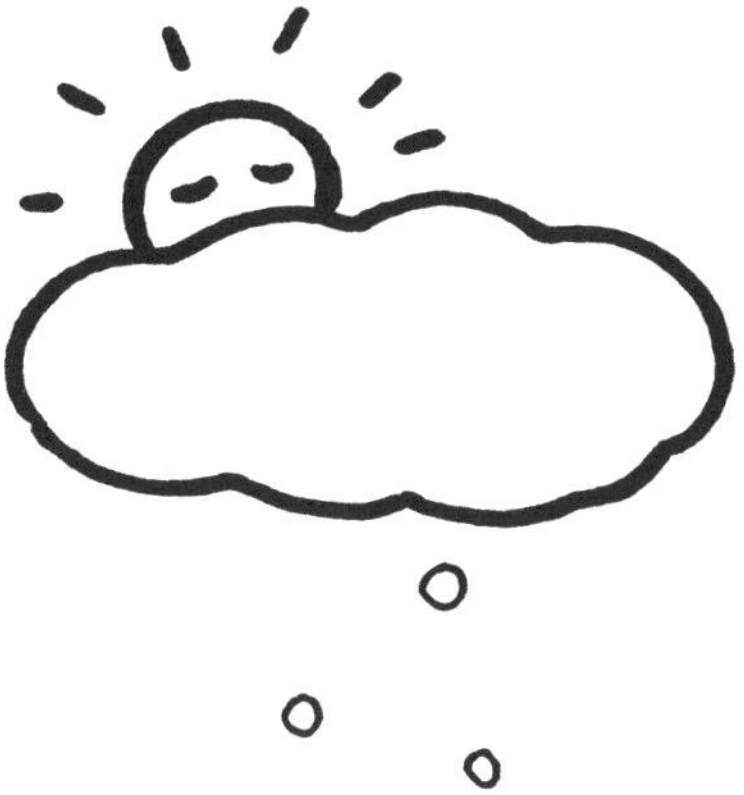

PART 4

「おてんとうさま3行日記」で1日1日、自分を整える

「おてんとうさま3行日記」を
毎晩の習慣にすれば、
おてんとうさまに恥じない行動を
取れるようになっていく

私は常々、日々自律神経を整える習慣として「日記をつけること」をおすすめしています。

日記をつけるという行為は、言わば「その日の心の片づけ」です。散らかっている部屋を片づけると気持ちがすっきりするのと同じように、日記を書いて心を片づけると、今日という日の自分の行動にすっきり片をつけることができる。また、それによって明日という日を迎える準備をしっかり整えることができるのです。日々自律神経コンディションを整えていく方法として、私はこれほど効率的で有効な手段は他にないと考えています。

通常、日記というと、分厚い日記帳にたくさんの文字を書き連ねていくスタイルを思い浮かべる人が多いと思いますが、私が推奨する日記は、長々と文章を綴る必要はありません。１日に書くのは、たったの３行。しかも、書くべきテーマが３つ決まっていて、そのテーマを１行ずつ書いて計３行にしていけばＯＫというスタイルを取っています。

この「3行日記」を、私はかれこれ10年以上、ずっと書籍や雑誌などで紹介し続けてきました。ただ、今回、「おてんとうさま」をテーマとした本書を出させていただくにあたり、〝さらにバージョンアップした3行日記〟を提案したいと思います。名づけて「おてんとうさま3行日記」。すなわち、私たちが日々心身を整えていくために、おてんとうさまの力を最大限に活用できるように改良を加えた新しいバージョンです。

「おてんとうさま3行日記」をつける手順は以下の通りです。

❶ 今日一番「おてんとうさまに恥ずかしい」と思った行動を書く
❷ 今日一番「おてんとうさまに胸を張れる」と思った行動を書く
❸ 明日の目標を書く

❶の内容は「今日一番失敗したこと」でもいいし、❷の内容は「今日一番うれし

かったこと」や「今日一番ワクワクしたこと」でも構いません。とにかく、最初に〝これはちょっとおてんとうさまに顔向けできないなあ〟という後悔や失敗を書き、次に〝この点はおてんとうさまに胸を張って報告できるな〟ということを書く。その日、陰徳や善行を積んで「よい行い」をしたことも、胸を張って報告するほうに書き記すといいでしょう。

そして、❶のマイナス点を反省したり、❷のプラス点を自己評価したりしつつ、最後に❸の「明日の目標」を書くのです。

❶〜❸をそれぞれ1行ずつ書いて、3行を書き終わったら、今日1日に感謝をして日記帳を閉じてください。

1日1日、その日の出来事を振り返りながらこの3行を書き記していると、自然に呼吸が整い、心身が鎮まって、自分の中の迷いや乱れが消えていくのが感じられるはずです。それは、自律神経バランスがいい感じに整った証拠だと言っていいでしょう。

また、この「おてんとうさま3行日記」を続けていけば、1日1日自律神経の乱れをリセットしつつ、自分を立て直していくことができます。たとえそのとき、不調やスランプに陥りかねない状況だったとしても、日々自律神経バランスを取り戻しながらリカバリーをしていけば、悪い流れから抜け出して、好調なよい流れをつかんでいくことができるでしょう。

ぜひみなさんも、1日の終わり、寝る前の「3行の心の片づけ」を習慣にして、自律神経を整えつつ、自分をよい流れに乗せていくようにしてください。

1日1日、おてんとうさまに誇れる人生を送れるようになる

なお、この「おてんとうさま3行日記」は、手書きで1文字ずつていねいに書くのがセオリーです。忙しいときや余裕のないときほど、ゆっくりていねいに書くようにしてみてください。

手書きで短くていねいに綴られた言葉は、人の意識に大変深くインプットされます。そして、この日々の「3行の意識づけ」によって、徐々に〝この日記の真価〟が発揮され始めるのです。

どういうことかというと、日記に書き記したことが、だんだん「実現のレール」に乗りやすくなるのです。みなさんは、「あの夢を実現させるぞ」「この目標を守るぞ」というとき、その思いや願いを紙に書いて壁に貼り出しますよね。それからも分かるように、こうした行為には、自分が目指すべき方向を明確にし、その思いや願いを叶える力を高める働きがあるのです。

つまり、「おてんとうさま3行日記」で、日々「おてんとうさまに恥ずかしい」と思ったことを書いたり「おてんとうさまに胸を張れる」と思ったことを書いたりしていると、その思いが脳に深く意識づけされて、その思いを実現させる力が高まるのだということ。たとえば、日記に「席を譲らずに寝たふりをした」と書いたら、電車内でその記述が思い出され、「今度こそちゃんと譲ろう」という行動意識が高まるかもしれません。また、日記に「駅の階段をつらそうに上っているおばあさんを手助けした」と書いたら、以降、同じようなシチュエーションに出合うたびにその記述が思い出され、「すぐに手助けしよう」という行動を取れるようになっていくかもしれません。

そして、こうしたことを日々繰り返すうち、「おてんとうさまに恥じない行動」が身につくようになっていくのです。一種の「自己暗示」のようなものですが、この日記をつけていれば、陰徳や善行を積むときも、いずれ意識しなくても自然に体が動くようになっていくはずです。

このように、「おてんとうさまに恥じない生き方」を身につけたいのであれば、「おてんとうさま3行日記」をつけるのが一番確実な近道になるはずです。きっと長く続けていけば、おてんとうさまの力をしっかり味方につけて、1日1日、後悔のない人生、おてんとうさまに誇れる人生を送れるようになっていくのではないでしょうか。

「おてんとうさま3行日記」の記入例

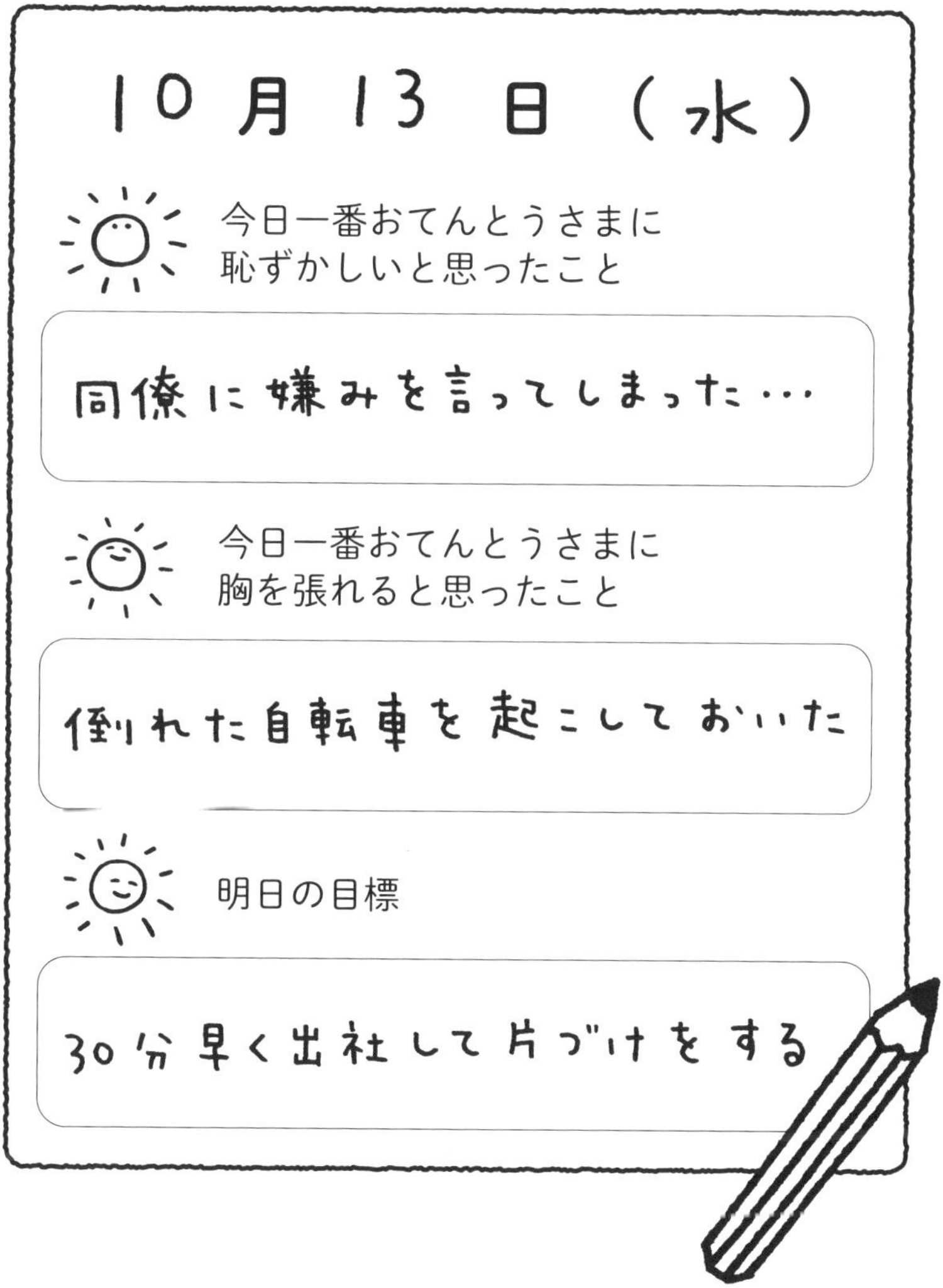
10月13日（水）
今日一番おてんとうさまに
恥ずかしいと思ったこと
同僚に嫌みを言ってしまった…
今日一番おてんとうさまに
胸を張れると思ったこと
倒れた自転車を起こしておいた
明日の目標
30分早く出社して片づけをする

1日にひとつ、「今日はこれをやった」ということをつくる

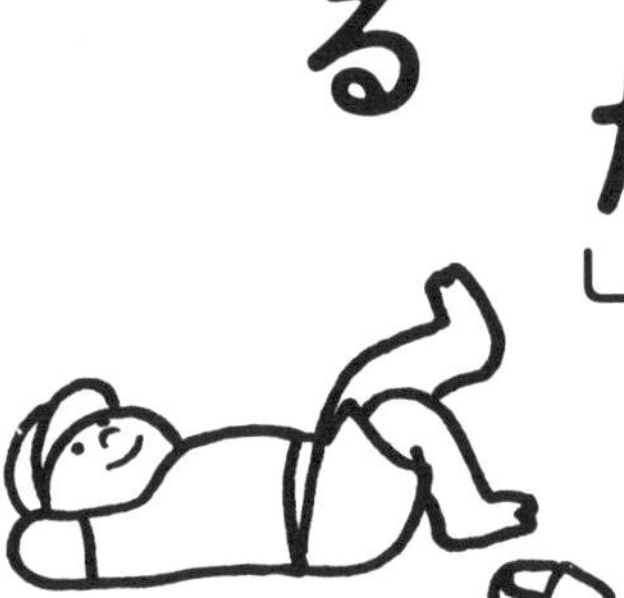

「おてんとうさま3行日記」にも関係してくるのですが、私は、1日にひとつでいいから「今日はこれをやった」という出来事を意識的につくることをおすすめしています。

これは「だらだらした生活」を回避するための心がけでもあります。「今日は特別何もない日だった」「今日もなんとなく1日が過ぎてしまった」といった日々を繰り返していると人間は停滞します。気持ちにハリがなくなり、そのうち「何もない日」を送ることに抵抗がなくなって、だんだん心身がだらけていってしまうのです。こうしただらけた生活は、自律神経全体のレベルを下げることにもつながるので、意識して改善していかなくてはなりません。

そこで、1日にひとつ、なんでもいいから「今日はこれだけはやった」ということをつくるのです。「今日は映画に行った」「今日は友人と飲んだ」「今日はプレゼンの準備をがんばった」というように、その日のイベントとなるような何かを必ず盛り込むようにするわけですね。

また、もちろんこれは「1日にひとつ『よい行い』をする」というスタイルで実践するのでもOKです。たとえば、「早朝出勤してデスク周りを掃除した」とか「大きなミスをやらかした同僚をなぐさめた」とか「近所の家の植木鉢が倒れていたので起こしておいた」とか、どんな些細なことでもいいから、ひとつは「よいこと」を行うのです。すなわち、昔からよく言われる「一日一善」です。

そして、今日やった「よい行い」は、その日のうちに「おてんとうさま3行日記」に書き記すようにするといいでしょう。これを習慣にしていれば、次第に「明日は何をしようか」とか「今日はどんな『よいこと』をしようか」という気持ちが増してくるはず。きっと、日常の暮らしにハリが出て、意欲的に毎日を送れるようになっていくことでしょう。

それに、なんの変哲もない日々の中、「今日するべきこと」を探し出そうとしていると、だんだん「日常の中の隠れた幸せ」をスムーズに見つけられるようになってきます。平凡な日常も、1日の中にひとつでも「よいこと」を見つけられれば、その日をなんとなくハッピーな気分で送れるものですよね。

ちなみに、難しい病気で長く入院をしている患者さんには、こういった「小さな幸せ探し」が得意な人が少なくありません。中には若いのに死期が迫っているような方もいらっしゃいます。そういう方々にとっては、「今日はこれをやった」という何かがあるということはとても重要なことです。「1日1日を大切に生きたい」「納得感のある1日を送りたい」という思いが人一倍強く、1日24時間をなんとなく過ごしてしまうような無駄な日にはしたくない。だからこそ、日常の中に潜んでいる「よろこびや幸せのタネ」を日々懸命に探し出そうとしているわけです。

ですから、私たちもそういう方々の姿勢を見習うべきだと思います。

ぜひみなさんも平凡な日常、身近な日常の中に「よろこびや幸せのタネ」を見つけて、それを1日1日「おてんとうさま3行日記」に書き記すようにしてはいかがでしょう。きっと、その日記に撒いたタネはみるみる育って、みなさんの人生をイキイキしたものにするのに大いに役立ってくれるのではないでしょうか。

人生はやっぱり修行。
きっと、おてんとうさまは
その修行の様子を見ている

数年前、私の義理の父が亡くなったのですが、そのお葬式でお坊さんにいただいた訓話がずっと耳に残っています。それというのも、そのお坊さんが「死ぬってそんなに悪いことじゃないんですよ」とおっしゃられたからです。

「人生は常に修行です。年若いときから年老いるまで、毎日修行に明け暮れてきたようなもの。その修行から解き放たれるには死ぬしかありません。だから、ようやく長い修行の旅を終えるときが来たんだと思えば、死ぬこともそう悪いことではありません」――そのように話されたのです。私は「まさにその通りだ」と思い、大変感銘を受けました。PART1で述べたように、自分を律しつつ、日々を規律的に生きていこうとすると、その生き方の「究極形」は、お坊さんの修行生活に行き着きます。起床、掃除、食事……お坊さんたちは1日のすべての行動を修行として日々研鑽を積み、それによって己の心身を整え、己の成長を促し、多少のことでは揺るがない自己をつくり上げているのです。

その日々の研鑽に終わりはなく、一生涯にわたって続けるものだとすれば、やはり人生は修行。楽しいことも苦しいことも、その修行は1日1日、死がその人を解放するまで続けられるのでしょう。

おそらく、死期が迫ると、人はおのずと己の人生の修行の成果を振り返るものなのではないでしょうか。〝自分はこれまでダメなこともやってきた……だけど、まじめに働いてきたし、多少は人の役に立つこともやってきた……日々あくせく生きてここまで来たけれど、全体的にはそう悪くなかったのではないか〟――そんなふうに、これまで自分がやってきたことを総括する人も多いでしょう。

PART1でも述べましたが、私は、人というものは最後に人生を振り返ったときに「プラスマイナスゼロ」に感じられれば上出来なのだと思っています。また、もしそのときに0・1でもプラスのほうが上回っていれば、その人の人生は「勝ち」なのです。だから、人は最終的に0・1でもプラスにするために、日々修行を積むものなのではないでしょうか。

日々陰徳を積んだり善行を積んだりするのも、最終的にプラスの人生にするための「修行」なのかもしれません。きっと、こういった「よい行い＝修行」の積み重ねの効用は、人生の最後の最後になってこそ大きく生きてくるものなのでしょう。

死期が迫った患者さんは、よく「夜が来るのが怖い」とおっしゃいます。夜、寝てしまったら、もう朝を迎えられないのではないかという恐怖があるというのです。そういう患者さんは、1日1日、「今日も無事に生きられた……もし明日という日があるなら、明日もがんばって生きよう」という思いで床に就くのだそうです。そして、そうやって死の瀬戸際を精いっぱいに生きた患者さんは、亡くなったときに不思議なくらい穏やかなよい顔になるのです。私は、そういうお顔を拝見すると、「人生の修行を終えた人のやすらかさ」を感じずにいられません。

人生はやっぱり修行です。たぶん、おてんとうさまは、私たちが日々どんな修行を積んでいるかも見てくれていると思います。だからこそ私たちは「自分はこういうところでがんばっているのだ」ということをおてんとうさまにちゃんと分かってもらうためにも、日々おこたらず修行に精進していくべきなのでしょう。

人生は「敗者復活戦」。
今日、失敗をしたとしても、
明日「やり直し」ができる

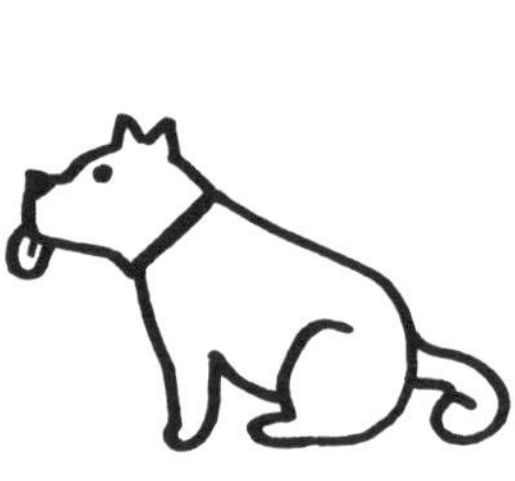

「人生は敗者復活戦だと思っている」――。

これは第105回全国高校野球選手権記念大会、すなわち2023年の夏の甲子園決勝戦で、惜しくも優勝を逃した宮城・仙台育英高校の須江航監督が試合後のインタビューで語った言葉です。

この言葉には私も同意見。まさしくその通りだと思います。

そもそも私たちの人生は思い通りにいかないことばかりです。手痛い失敗やつらい敗北を経験して深く落ち込むこともしばしばでしょう。しかし、ひどく打ちのめされても、みんなそこから顔を上げ、復活を期して立ち上がっている。つまり、負けて、失敗して、それで終わりなのではなく、「敗北をスタートとして、そこから何ができるか」が大事なのです。

私は、この敗者復活の教えは、「今日という日」を「明日という日」につなげていくうえでも、非常に大事な考え方だと思います。

とくに重要なのは「たとえ今日、失敗をしたとしても、明日『やり直し』ができる」という点です。今日、すごく後悔をするような行動をしてしまったとしても、その日のうちにしっかり反省をすれば、「明日はちゃんとやろう」と決めて翌日に臨むことができます。そうやって、翌日、自分の行動を変えて「やり直し」をすれば、ちゃんと挽回をすることができる。言わば、今日は失敗した「敗者」だとしても、明日には「敗者復活」を果たすことができるわけですね。

そして、こうした1日1日の「敗者復活リセット」のために、うまく活用していただきたいのが「おてんとうさま3行日記」です。

先に紹介したように、この3行日記は、今日の失敗や後悔を反省して、自分の考えや行動を変えることで明日という日につなげていくシステムになっているということ。この日記をうまく活用すれば、1日1日「やり直し」をして、今日できなかったことを明日できるようにしていくことが可能なのです。そういう点からすれば、「おてんとうさま3行日記」は、〝敗者復活のツール〟と言ってもいいのかもしれません。

今日、スポーツの試合などでボロ負けした人も、このツールを使えば反省を生かして次の試合につなげていけるでしょうし、今日、プレゼンなどで散々な失敗をしてしまった人も、自分がいたらなかった点を反省して次のステップにつなげていけるでしょう。そして、私はこの日記は、今日の失敗や後悔を自らの糧として自分を成長させて、明日へ向けて新しいスタートを切るためのツールでもあると考えています。

ですから、みなさんも、この「おてんとうさま3行日記」を使って、1日1日を大切にしつつ、自分をよりよい方向へリセットしていってください。ぜひ、負けや失敗を乗り越え、新たにスタートを切って自分を復活させていくようにしましょう。

「ゴール」を目指すのではなく、「スタート」を目指すようにする

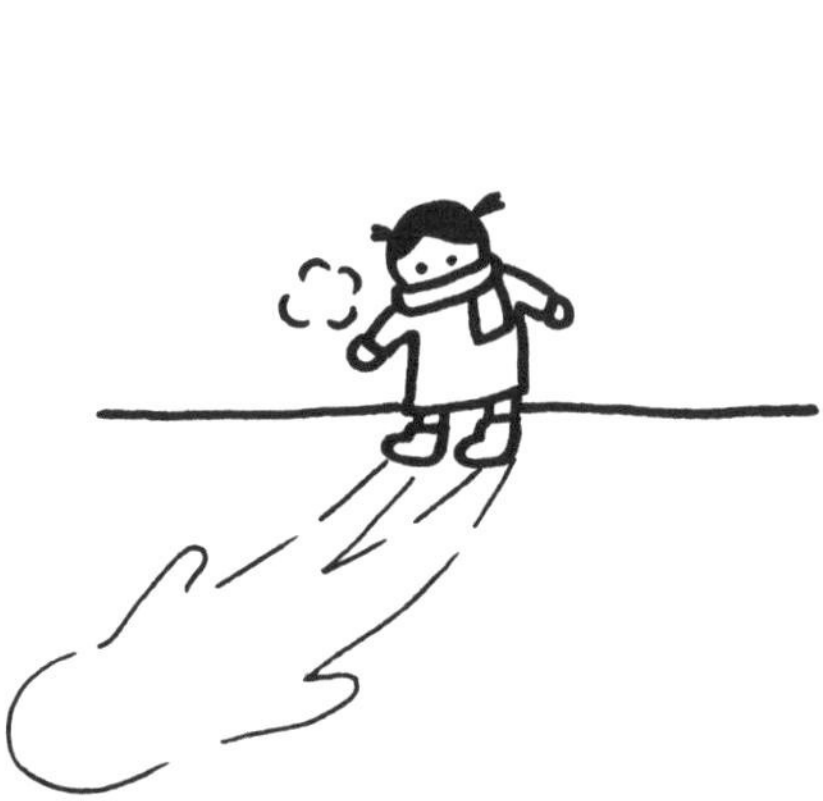

私はたまに講演などに呼ばれると、「ゴールではなく、スタートを目指して生きる」という話をすることがあります。

人生はよく山あり谷ありのマラソンにたとえられます。でも、つらい人生の道のりを耐え忍んでゴールにたどり着いたとしたら、その後は、いったい何をすればいいのでしょう。体力や精神力はマラソンで全部使い果たしてしまったようなもの。ゴールテープを切った後は、すべて「終わり」の状態で、何ひとつ残っていないような気がしますよね。

ですから、人生は「ゴール」を目指すのではなく、「スタート」を目指すようにするほうがいいのです。つまり、「終わり」を目指すのではなく「始まり」を目指す。スタート地点へ行って、そこから新たに再出発をしようという気持ちがあれば、「終わり」を目指すよりもずっと希望があるし、発展性がありますよね。

たとえば、私の場合、「定年」は「ゴール」ではなく、スタートだと思っています。実際、私が大学を定年退職する日はまだ2年くらいあるのですが、もうすでにデスク周りの片づけを始めています。大学を辞めて、次の何かに向かってスタートをすることに意識が向いているので、片づけられるものは早く片づけてしまおうと思ったわけです。

こういうふうに普段からスタートを目指して準備をしておけば、たとえ急に大きな転機が訪れたとしても、スムーズに人生を再スタートさせることができるのではないでしょうか。

人は過去のことは変えられません。過去を振り返れば、誰だって「あのときこうしておけばよかった」「別の道を選んでおけばよかった」ということがたくさんあるでしょう。しかし、いくら悔やんでもそれは変えられません。後ろを振り返ってもしようがないのです。

だから、顔を上げて前を向いて「今日これから」を変えていくべき。前の項では「おてんとうさま3行日記」が「新しいスタートを切るためのツール」であると述べましたが、常に今日をスタート地点としながら、明日という日を着実に変えていくようにすべきなのです。

これまで何度も述べてきたように、今日これからの自分を変えてよい流れをつかむための最も有効な手段は、人知れず「よい行い」をすることです。日々陰徳や善行を積んでいると、自律神経がハイレベルに整って、心身が「新しいスタートを切りやすい状態」にセッティングされるのです。

私は、そういうふうに常に新しいスタートを目指しつつ、〝善良なる日々〟を精いっぱいに生きた人は「後悔のない人生」を送れる可能性が高いと思っています。

私自身も、定年後、そんな後悔のない人生を送れるようにしていきたいと考えています。

おてんとうさまを仰いで
今日生まれたように
世界を眺めてみる

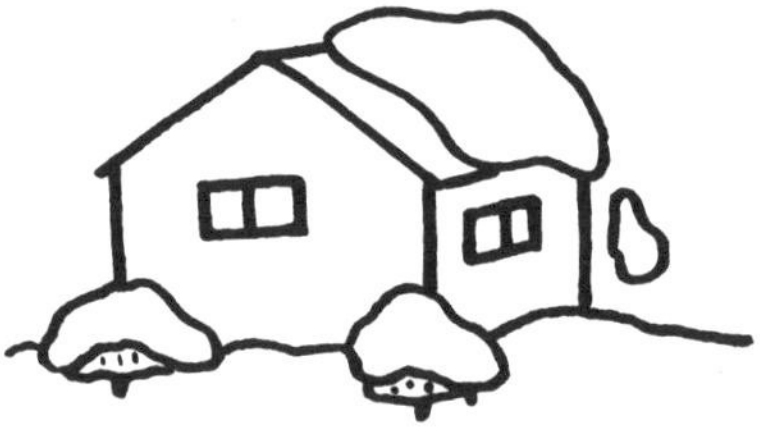

人生、半歩先は何が起こるか分かりません。〝まさか、こんなことが……〟という事故、災害、病気などに、いつ自分が見舞われても不思議ではありません。

たぶん、日常のありがたみというものは、それが失われたときにはじめて気づくものなのでしょう。大きな災害に遭って避難生活を強いられているような方々は、よくテレビのインタビューなどで「普通の生活を送れることがどんなに幸せなことかを思い知った」といったことを話していますね。

また、日常のありがたみを感じているという点では、病気に苦しむ患者さんも一緒です。先にも触れましたが、難病を抱えて明日を迎えられるかどうかさえ分からないような方々は、夜寝る前に今日という日を無事に生きられたことに感謝をし、翌日目覚めたときも無事に朝を迎えられたことに感謝をしています。まさに、いつ失われてしまうかも分からない「かけがえのない日々」を、1日1日深く感謝しつつ、そのありがたみを噛みしめるようにして生きているわけです。

どうしてこんな話を始めたのかというと、私たちも、こういった「1日1日を大切に生きる姿勢」をもうちょっと意識したほうがいいのではないかと思うからです。

私たちの多くは、なんの根拠もなく、いつも通りの「明日がある」と信じていま す。1カ月後も、来年も、5年後、10年後も、いつも通りに自分が生きていると信じています。でも、もし自分の余命があと3日だったらどうなるでしょう。きっと、「あれをやっておけばよかった」「もっと1日を大事に過ごしておくべきだった」と、さまざまな後悔をすることになるかもしれません。

私たちは、もしそうなったとしても慌てたり後悔したりしないためにも、今日という日をしっかり生きて、1日1日をできるだけ意味のあるものにしていくべきなのではないでしょうか。

私は、「今日が一番若い」という考え方を大切にしています。

今日という日は、過去を振り返れば「一番年を取った日」となりますが、未来からいまの自分を眺めれば「今日の自分、いまの自分が一番若い」ということになりますよね。言い換えれば、自分が未来へ出発するスタート地点だということになります。

だから、「一番若い今日という日を、『よーい、どん』でスタートして精いっぱいに生きる」のです。そういう考え方で日々行動をすれば、体も若々しく動くでしょうし、気持ちも前向きになるでしょう。また、そういうふうに日々を大事に生きれば、1日1日を意味あるものにできて、将来、自分を振り返ったときにあまり後悔をせずに済むのではないでしょうか。

今日という日は、常に新たなスタートなのです。ぜひみなさん、新たなスタートを切って、今日生まれたような気持ちで世界を眺めてみてください。きっと、周りの人も、街や木々や小鳥も、すべてのものが新鮮に映って、自然に心身がワクワクしてくるでしょう。

そして、スタートを切ったなら、ぜひおてんとうさまを仰いでください。きっと、まるで自分を天上から応援してくれているかのように、とてもきれいに輝いて見えるはずです。

いつ死んでも
後悔のない生き方が
できるかどうか。
それが日々の行いに
かかっている

死ぬときに、はたして自分は、自分の人生を振り返ってどう思うだろうか――。私はときどき、そんな想像を巡らせます。

おそらく、「自分の人生は非の打ちどころがない最高なものだった」という人はそんなにいないでしょう。たいていの人は「まあ、半分くらいはよかったけれど、もう半分は後悔かな」という感じではないでしょうか。あるいは「自分の人生はよいことなんかひとつもなく、すべて後悔ばかりだ」という人もいらっしゃるかもしれません。

誰しも、後悔の多い人生を送るのは嫌なはずです。

では、「後悔の多い人生」を回避するにはどうすればいいのでしょう。死ぬときの「後悔の量」をできるだけ少なくするにはどうすればいいのでしょうか。

私は、それは「日々の行い」にかかっていると考えています。

つまり、1日1日を大切に生きてきたかどうか、1日1日悔いを残さないように生きてきたかどうか、1日1日善良なほうを向いて生きてきたかどうか、1日1日に感謝して生きてきたかどうか——。そういった自分の「日々の行い」の積み重ねが、最終的にものを言って「死ぬときの後悔の量」につながっているのではないかという気がするのです。

もっと言えば、1日1日をおろそかにせず、日々「よい行い」をして精いっぱいにがんばって生きてきた人が、最後の最後には報われるしくみになっているのではないでしょうか。

もちろん、1日1日を精いっぱいにがんばってきた人の誰もが必ず報われるとは限らないでしょう。たとえば、誰にでもやさしい笑顔を振りまいてきた天使のような人が思わぬ事故に遭うようなこともあるかもしれませんし、人知れず陰徳を積んできた聖人のような人が、難病に罹ってつらい闘病を強いられるようなこともあるかもしれません。

でも、もしかしたら当の本人は「これまでずっと善行を積んできたから、この程度の事故や病気で済んだ」と、自分が見舞われた事態を前向きに捉えているのかもしれません。日々悔いのない生き方をしている人には、そういったブレない芯の強さを備えている人が少なくありません。

それに私は、たとえ不遇な時期やつらい時期を長く過ごしてきた人でも、腐ったり挫けたりすることなく、日々自分がやるべき行いをいつも通りに精いっぱいやっていれば、いずれ人生のどこかで幸運が巡ってきて報われる日が来るという気がしてなりません。

これは単なる私の思い込みにすぎないのかもしれないのですが、人の人生を何十年単位の長いスパンで見ると、やはり「因果応報」や「陰徳陽報」のことわりがちゃんと働いていて、悪い行いをしてきた人がずっと栄え続けることもあり得ないし、よい行いをしてきた人がずっと不遇のままでいるということもあり得ないという気がするのです。

私は、「よい行い」は裏切らないと思います。「よい行い」にはいつかよい報いがあると思います。

少なくともこれまでの人生で「おてんとうさまに恥じない生き方」「おてんとうさまに胸を張れる生き方」をしてきた人は、人生の最後の「後悔の分量」をかなり少なくすることができるのではないでしょうか。

人生の奇跡は「精いっぱいの努力」をした人にこそ起こる

また、私はときどき「奇跡」についても想像を巡らせます。

生死を扱う医療の現場で日夜働いていると、たまに「奇跡」としか言いようのない出来事が起こるのです。

奇跡がどういうメカニズムで起こるのかは私には分かりません。ただ、ひとつ間違いなく言えるのは、奇跡が起こるときには、その背後に必ず「日々の精いっぱいの努力」が存在しているということです。

それこそ、明日をも知れない状況にありながらも、日々精いっぱいに努力することをやめず、いつも通りの行いを積み重ねたような人に、奇跡的な出来事が舞い降りてくるわけです。

そういう点で言えば、奇跡というものは、決して偶然ではなく、「日々積み重ねてきた行いに舞い降りる『必然』」なのかもしれません。そしてそれは、私たちの人生において「日々の行いの積み重ね」がいかに重要なものであるかを物語っているのでしょう。

もちろん、日々陰徳や善行を積んでよい行いを続けていれば、人生に必ず奇跡が起こるとは限りません。しかし、少なくとも、そうした行いを一切することなく、十分に努力や修行をしてこなかった人には、奇跡は絶対に起こらないだろうという気がします。

だから、人生に奇跡が起きようと起きまいと、私たちが行くべき道は「日々を精いっぱい努力して生きていくこと」以外にありません。そういう努力や修行を積み重ねていくことこそが、後悔を減らして自分の人生を幸せなものにしていく「一番着実で間違いのない道」なのです。

人生は誰しも一度きりです。その一度きりの人生をできるだけよい方向にシフトしていくために、いまから自分にできることはなんなのか──。

この先、みなさんがそう自分自身に問いかけることがあったなら、ぜひ、この本の内容を思い出してください。この本で述べてきたことを日々実践していただければ、きっと、これから先の人生で少しずつ後悔の量を減らし、少しずつ幸せの量を増やしていくことができるでしょう。

さあ、みなさん、いまからでも遅くはありません。自分の人生によい流れを呼び込み、自分の人生に幸せを呼び込んでいくためにも、おてんとうさまに恥じない生き方、おてんとうさまに胸を張れる生き方をしていきましょう。

おてんとうさまはいつもみなさんを見ています。その〝あつい視線〟を感じつつ、1日1日を精いっぱいに生きて、「今日もいい1日だった」と思える日をたくさん増やしていこうではありませんか。

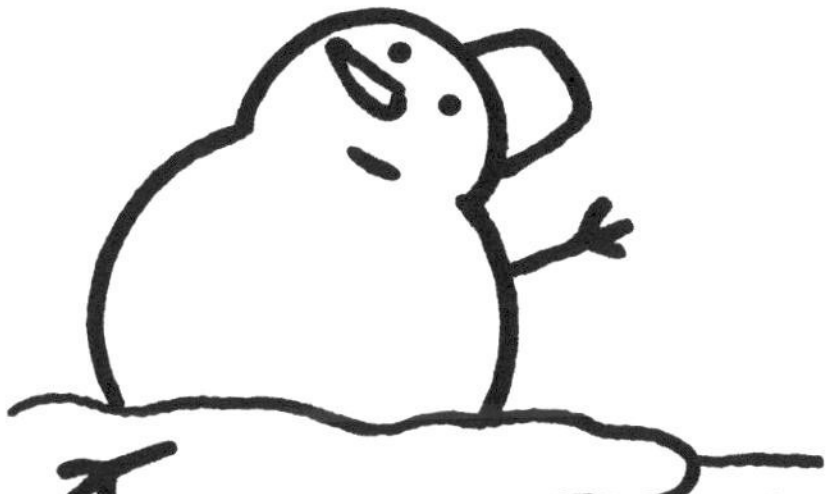

イラスト　森ゆみ子
ブックデザイン　天野昌樹
校正　有賀喜久子
編集協力　高橋明

小林弘幸　こばやし・ひろゆき

1960年、埼玉県生まれ。順天堂大学医学部教授。1987年順天堂大学医学部卒業。1992年同大学大学院医学研究科を修了し、ロンドン大学付属英国王立小児病院外科、トリニティ大学付属医学研究センター、アイルランド国立小児病院外科での勤務を経て、順天堂大学小児外科講師・助教授。自律神経研究の第一人者として、プロスポーツ選手、アーティスト、文化人へのコンディショニング、パフォーマンス向上指導に関わる。順天堂大学に日本初の便秘外来を開設した「腸のスペシャリスト」。著書に『自律神経の名医が教える　すごい「悩み方」の技術』（草思社文庫）など多数。

心《こころ》と体《からだ》が乱《みだ》れたときは「おてんとうさま」を仰《あお》ぎなさい
人生《じんせい》が大《おお》きく変《か》わる自律神経《じりつしんけい》のルール

2024年11月15日　　第1刷発行

著者　　小林弘幸《こばやしひろゆき》
発行者　碇　高明
発行所　株式会社草思社
〒160-0022
東京都新宿区新宿1-10-1
電話　営業 03（4580）7676
　　　編集 03（4580）7680
本文組版　天野昌樹
印刷所　中央精版印刷株式会社
製本所　中央精版印刷株式会社

ISBN978-4-7942-2746-1 Printed in Japan 検印省略